古醫籍稀見版本影印存真文庫

醫學入門萬病衡要

清·洪正立

中醫古籍出版社

責任編輯　張　磊
封面設計　張雅娣

图书在版编目(CIP)数据

医学入门万病衡要/(清)洪正立编. —北京:中医古籍出版社, 2015.9
(古医籍稀见版本影印存真文库)
ISBN 978-7-5152-0754-4

Ⅰ. ①医… Ⅱ. ①洪… Ⅲ. ①医话-中国-清代 Ⅳ. ①R249.49

中国版本图书馆 CIP 数据核字(2015)第 088672 号

古醫籍稀見版本影印存真文庫
醫學入門萬病衡要　清·洪正立　編

出版發行　中醫古籍出版社
社　　址　北京東直門内南小街 16 號(100700)
印　　刷　北京金信諾印刷有限公司
開　　本　850mm×1168mm　32 開
印　　張　18.5
字　　數　116 千字
版　　次　2015 年 9 月第 1 版　2015 年 9 月第 1 次印刷
印　　數　0001~3000 冊
書　　號　ISBN 978-7-5152-0754-4
定　　價　46.00 圓

國家古籍出版

專項經費資助項目

據中國中醫科學院圖書館藏日本延寶五年刊本影印原書版框高一七五毫米寬一三零毫米

出版説明

中醫藥學是中華民族優秀傳統文化的重要組成部分，是我國醫學科學的特色，也是生命科學中具有自主創新優勢的領域。歷代存留下來的中醫典籍是我國寶貴的文化遺産，其承載着中華民族特有的精神價值、思維方法、想象力和創造力，是中醫藥科技進步和創新的源泉。對中醫古籍進行保護與整理，即是保護了我國全部古籍中的一個重要的組成部分。

《古醫籍稀見版本影印存真文庫》在全面調查現存古醫籍版本情况的基礎上，遴選出五十餘種具有較高學術價值、文獻價值的古醫籍，對其稀見的版本進行搶救性地挖掘整理，其内容涵蓋中醫臨床内、外、婦、兒、針灸、五官各科及基礎理論等領域。這些版本多爲亟待搶救的瀕危版本、珍稀版本、孤本、善本，或者曾經流傳但近幾十年來世面上已很難見到的版本，屬於讀者迫切需要掌握的知識載體，具有較大的出版價值。爲方便讀者閲讀與使用，本叢書整理者對所遴選古籍的版本源流及存世狀況進行了考辨，撰寫了提要，簡介了作者生平，評述了著作的學術價值；爲避免在整理過程中出現各種紕漏，最大限度地保留文獻原貌，我社決定採用影印整理出版的方式。

此次所選書目具有兩個特點：一是以學術性和實用性兼顧爲原則，選擇凝結歷代醫藥學家獨到理論精粹及豐富臨床經驗的精品力作，突出臨證實用，并且充分注重各類中醫古籍的覆蓋面，除了喉科之外，其余各類均有涉及；二是選擇稀見版本，影印出版，不僅可以避免目前市場上古籍整理類書籍魚目混雜、貽誤后學之弊，而且能够完整地體現歷史文獻的真實和完整性，爲讀者研習中醫提供真實的第一手資料。該叢書對於保護和利用中醫藥古籍，發揚和傳承中醫藥文化，更好地爲中醫藥科研、臨床、教學服務具有重大的意義。

我社自二十世紀八十年代成立以來，陸續出版了大型系列古籍叢書，影印的有《中醫珍本叢書》《文淵閣四庫全書醫家類》《北京大學圖書館館藏善本醫書》《海外回歸中醫古籍善本集萃》《中醫古籍孤本大全》等，自出版后廣受學界和藏書機構歡迎。實踐證明，以影印爲基礎進行文獻開發，不僅符合學術研究和收藏需要，而且操作性更强，對促進文獻批露意義重大。

在編輯過程中，我們遵循《古醫籍稀見版本影印存真文庫》的編輯規範，進行了嚴格地查重，并查核原書，爲每種圖書制作了新的書名頁，重新編目，讓讀者一目了然。爲了讓讀者真真切切感受古籍的原汁原味，我們對前言和目録均採用繁體竪排形式。需要説明的是，所收珍本中有缺卷或缺頁的情況，由於這些珍本基本上没有復本，我們没有進行配補，僅作了相應的標注，也留下了些許遺憾，敬請廣大讀者諒解。

中醫古籍出版社

二零一五年九月

前言

我國醫學從金元時期開始，出現了各家學說競起的局面。此時期醫家以劉河間、李東垣、張子和、朱丹溪為代表，他們根據不同的生活環境、師承關係和自己的臨床經驗，著書立說，各明一義，從而推動了醫學的發展。明清以來，由於一般醫生不懂得金元醫家是從不同角度討論問題，因而學東垣者便偏於溫補，宗河間者則囿於寒涼。有偏則不能無弊，於是此期不少有識之士紛紛起而糾之，主張取其長，矯其偏，救其失，因而綜合各家之長的醫著大量出現。

本書編者洪參岐（正立），其生卒年月未詳。據上官鉝序略謂：『余昆弟素不事醫，日奉先大人文孝公疾，調治藥餌，朝夕以之。得洪生《醫衡》數帙，其說甚約，其理甚精，讀者不病其浩繁，作者已究其奧旨』。是序作於順治乙未（一六五五）。又據《醫籍考》，『周亮工曰：歙人洪參岐，以醫名吾粱，著有《醫衡》，王雷臣為復刻之』。按周亮工，明崇禎進士，仕清為戶部右侍郎，因知洪氏祖籍安徽，明末清初人，以醫鳴於河南開封一代。

洪氏病當時一般醫籍皆各自成冊，或方有未備，或義理太簡，學者有所不便。因而以內科時病、雜病證治為主，兼及婦科諸疾，共收集八十多個病證，匯為一帙。摭取前賢有關論述，如劉河間之熱病，陶節庵之傷寒，東垣丹溪之雜病，陳自明之婦科。餘如朱肱、許叔微、楊仁齋、虞花溪，以及《局方》《世醫得效方》諸書，或論或方，亦間有所採。至於洪氏本人的按語，則主要是對於辨證用方之理加以闡發。此書薈萃諸家之說而能參酌裁決，權衡要領，所以不失為一本臨床實用的參考書。書名《醫學入門萬病衡要》（簡稱《醫衡》），即此義也。所題『雲林龔廷賢原輯』云云，或恐非是。

本書傳本較少，今據中國中醫科學院圖書館所藏日本延保五年丁巳（一六七七）松下見林序本影印，加編目録，以便讀者。原書間有錯頁，亦就所見，作了調整。

中醫古籍出版社

目録

太醫院秘本

龔廷賢先生
洪正立先生　編輯

醫學入門萬病衡要

回春館刊行

醫衡序

上古書契未作初無所謂醫書也自神農著本草黃帝作內經而後世始有傳孔子纂定六經其於載籍

極愽矣惟有素問諸書不

少概見是道也余常疑之

不知病之來也皆由乎日

七情六欲不能致謹浸淫

漸漬然後發於一朝孔子

太和元氣與天地合德與
四時合序方賴其參贊位
育之功易有於金石草木
之味哉吾觀鄉黨一篇燕
處服食寒暑罔愆使其人

尋常日用率循聖人何病之有則又不言醫而深于醫者也余昆弟素不事醫日侍 先大人文孝公疾調治藥餌朝夕以之得洪

生醫衡數帙其說其約其
理甚精讀者不病其浩繁
作者已究其奧旨梓布當
世以宣好生人能未病保
攝庶幾孔子慎疾之意萬

一遇病並不至自悞悞人
於以濟世如春其有當乎
昔蘇軾有云人臣之進忠
譬如醫者之用藥藥雖進
于醫手方多傳于古人右

已經效於世間不必皆從
乎已出余之於醫也亦云
順治乙未菊月上浣吉旦
晉寧上官鉝題於匪
莪丝

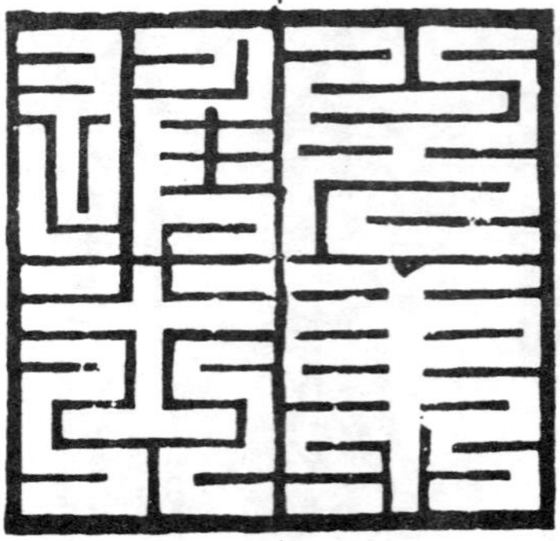

醫學引言

一醫書極博苦無統要如素問東垣病機醫方醫學權輿非不善也然皆各自成帙學者有所不便傷寒論活人書百問歌非不美也然非幼讀不能成誦醫經小學法全辭畧眞可以入門也而局方又有所未備且意太簡學者亦難了悟予因細將諸書如濕暑則纂劉河澗原病式傷寒以陶氏六書爲主併參傷寒論活人百證仁齋直指等方内傷雜病

纂東垣危氏各效名方及丹溪用藥總法女科以婦人良方爲主每病則首載症論於前又錄謹按用藥主佐以明發散表裏之宜救補導化之要更附似症非症於末使醫者察症而知病源隨病而治合症如聖門之四書五經學者不可以其近而忽之誠醫學入門要書萬病回春秘本也爰公諸天下以壽天下保身哲士自當珍賞云

洪正立謹識

新刻醫學入門萬病衡要目録

卷之五

卷之六

新刻醫學入門萬病衡要目錄終

新刻醫學入門衡要卷之一

鑑金之甫　新安洪正立編録

晉翼上官鉉玉之甫鑒定　雲林龔廷賢原輯

鉉三立甫　芝城陶啟瀚校正

中風真中類中論

花溪老人云中風者氣體先虛必有風邪真中然後見有暴仆暴瘖口眼歪邪手足不舉言語謇澁甚者人事不省等症若無風邪必無此等症候又云無真中類中之分是論也尤見理未真之過也按中風者氣体先虛而後風邪中之者理也所為邪之所湊其

氣必虛是也但予常見有人心火暴盛痰涎壅塞無
毫髮風邪襍于其中而前症悉見隨用清熱養血化
痰順氣之劑而愈者即東垣所謂本氣自病河間所
謂將息失宜心火暴盛丹溪所謂濕熱相生此三者
類乎中風而實非中風也一用風藥禍不旋踵安得
不指出此症使後學知之乎此類中之說所由起也
但此症當另列一條而不襍於中風之條如昔人謂
四症似傷寒而不列於傷寒之條則明白而易知矣
若老人謂無類中皆真中恐使後人臨症不明反增
人病辨之奚容已乎其言標本緩急之論綜重攻補

之宜則至善而不可没大有功於後學也

中風証

天地間惟風無所不入人受之者輕則為感重則為傷又重則為中中風之証卒然暈倒昏不知人或痰涎壅盛咽喉作聲或口眼歪斜手足癱瘓或半身不遂舌強不語風邪既盛氣必上壅痰隨氣上停留壅塞昏亂卒倒皆痰之為也五臟雖皆有風而犯肝經為多蓋肝主筋屬木風易入之肝受風則筋緩不榮所以有歪斜不遂癱瘓舌強等症治之之法初得之即當開痰理氣經云善治風者以氣理風氣順則痰

消除理其風及其火也即當養血滑血若不先順氣
逐用烏附又不滑血徒用防風羌活天麻輩吾未見
其能治也中風有真中類中真中有中腑中臓中經
之不同中腑者多著四肢故面加五色有表症脉浮
而悪風寒四肢拘急不仁現六經形症或中身之前
或中身之後或中身之側皆中腑也中臓者多滞九
竅故唇緩失音鼻塞耳聾目瞀大小便秘皆中臓也
治法中腑者加減小續命湯發其表調以通聖辛涼
之劑中臓者三化湯通其滞調以十全大補之劑腑
臓兼見者藥必兼用先表之而後通之可也其或外

無六經之形症内無便溺之阻隔但肢不能舉口不能言此邪中於經也又當從乎中治宜大秦艽湯補血養筋或二陳湯加清熱養血藥中腑者易治宜汗亦不可過汗損其衛氣中臟者難治宜下亦不可過下損其榮氣中經者有汗下之戒只宜養血通氣類中亦有不同河間主火東垣主氣丹溪主熱與痰彊仆卒倒此氣虛也治宜六君子湯加竹瀝薑汁痰涎壅盛偏枯口噤筋急拘挛筋反緩脉数此火也治法在表防風通聖散在上涼膈散口眼歪斜半身不遂涎多不語此痰症也治宜二陳導痰等湯大抵真中

者少類中者多外感内傷當辨輕重重于外感者先驅風邪而後補中氣治以散風藥為君而以補損藥為臣使重於内傷者先補中氣而後驅風邪治以滋補藥為君而以散邪藥為臣使其心火暴盛痰涎壅塞無毫髪風邪而喎斜不遂等症悉具者治宜清熱化痰養血順氣一用風藥禍不旋踵半身不遂大率多痰在左属死血少血宜四物湯加桃仁紅花竹瀝薑汁在右属痰與氣虚用二陳合四君子加竹瀝薑汁氣血両虚而挾痰者八物湯加南星半夏枳實竹瀝薑汁初中卒倒不省人事急掐人中提頭頂髪口

噤不能進藥急以生半夏爲末吹入鼻中或以皂角細辛爲末吹入鼻中有嚏者生無嚏者肺絶死痰涎壅盛口眼喎斜舌強不語皆當用吐法一吐不愈再吐輕者用瓜蒂末一錢重者用稀涎散加藜蘆五分入射少許以鵝翎探吐惟年老虛弱者不可吐氣虛卒倒者不可吐凡中經雖有痰涎猶能進湯水者先進蘇合丸通竅隨進順氣散凡小便不利者不可利小便熱退自利諸中或已甦忽然吐出紅紫血者死

不治症

口開 心絶 手撒 脾絶 眼合 肝絶 遺尿 腎絶 吐沫直視

鼻如鼾睡肺絶 肉脱筋痛髮直搖頭上竄面赤如狂汗綴如珠皆不治症若止見一症猶或可治

脉遲浮者吉急疾者凶寸脉有尺脉無者當吐不吐者死尺脉盛寸脉無者當下不下者死

附中氣証

許學士云暴怒傷陰暴喜傷陽憂愁不已氣多厥逆往往得此疾便覺涎潮昏塞牙關緊急脉伏身寒此名中氣若中風則身温為異耳不可作中風治宜先進蘇合香丸續用烏藥順氣散或八味順氣散

附胃風証

丹溪曰胃風爲病初飲食訖乘風涼而致其証飲食不下形瘦腹大悪風頭多汗膈塞不通脉右關弦而緩帶浮胃風湯主之

治中風方

小續命湯　治卒暴中風不省人事或半身不遂或口眼喎斜手足戰掉語言謇澁神昏氣亂

麻黄去節八分　人參去蘆八分　黄芩去腐八分　芍藥八分

甘草炙四分　川芎七分　附子炮去皮臍半錢

防已七分　肉桂去皮七分　防風去蘆一錢　杏仁去皮尖麸炒五分

右㕮咀共作一帖生薑三片水二盞煎至一盞去

滓通口服

謹按用肉桂麻黄通血脉開腠理助防已防風以散風人参杏仁以救肺川芎白芍以養血黄芩勝熱甘草和藥佐附子引諸藥以行經絡兼善散風

三化湯　治中風外有六經之形証先以加減續命湯隨証治之内有便溺之阻隔復以此導之

厚朴薑製　大黄　枳實　羌活等分

右㕮咀每服三两水三升煎至一升半終日服之以微利則已

謹按用枳實厚朴以行氣大黄攻熱以通大便羌

活驅風

大秦艽湯　治中風外無六經之形證內無便溺之阻隔血弱不能養於筋故手足不能運動舌強不能言宜養血而筋自榮

秦艽　石膏各三兩　甘草　川芎

當歸　羌活　獨活　防風去蘆

黃芩　白芍藥　吳白芷　白朮

生地黃　熟地黃　白茯苓各二兩

細辛五錢

右㕮咀每服一兩水二盞煎至一盞去滓通口服

謹按用秦艽羌活獨活防風白芷細辛以散風風勝不無燥也故以歸芎芍地以救血茯苓甘草白朮以補脾氣石膏黃芩以去熱

烏藥順氣散　治男子婦人一切風氣攻注四肢骨節疼痛肢體頑麻手足癱瘓言語謇澀者宜先服此藥踈通氣道然後進以風藥氣陞上為逆降下為順順氣者正所謂降氣也

麻黃去根節　陳皮去白　烏藥各二兩　白芷

川芎　枳殼去穰麵炒　桔梗各一兩　乾薑炮半兩

殭蠶一兩　甘草一兩

右㕮咀薑水煎服

八味順氣散　凡中風之人先服此藥順氣後進風藥

白朮一錢　白茯苓八分　青皮七分　陳皮七分

白芷六分　烏藥六分　人參八分　甘草四分

毎服六錢水一盞煎半盞温服仍以酒化蘇合香丸間服妙

謹按此方用人參茯苓白朮甘草等以補中氣爲本白芷台烏青皮陳皮治風行氣爲標

防風通聖散　治熱極生風大便秘結

防風　枝子　川芎　薄荷葉
石膏　滑石　當歸　麻黄
黄芩　甘草　芍藥　連翹
桔梗　荊芥　大黄　白术
芒硝（樸硝製過者是）
右為末每服三錢水一大盞生薑三片煎至六分
温服
謹按用黄芩枝子連翹石膏以除熱防風荊芥麻
黄薄荷以散風當歸川芎白芍以養血大黄芒硝
通大便以下熱滑石利小便以滲熱夫重寒之劑

性易墜故令桔梗載諸藥不令速沉少佐甘草以和其藥性

稀薟丸　治中風口眼喎斜時吐涎沫語言謇澀手足緩弱

稀薟草（一名火杴草生于沃土間帶猪苓氣者是）

右五月五日六月六日收採洗去土摘其葉不拘多少九蒸九暴每蒸用酒蜜水灑之蒸一飯久暴乾爲末煉蜜丸如梧桐子大每服百丸空心溫酒米飲任下

搜風順氣丸　治腸胃積熱以致膈間痞悶大便結

燥小便赤澁腸風痔漏腰膝酸疼肢節頑麻手足之癱瘓行步艱辛語言蹇澁三十六般風及七十二般氣無不治之此藥宣通氣血清熱潤燥通利大小便則諸病自愈

車前子 一兩半　白檳榔　大麻子 微炒去殻另研

兎絲子 酒浸焙乾　牛膝 酒浸一宿　乾山藥 各二兩

枳殻 去穰麸炒　防風 去蘆　獨活 一兩

郁李仁 湯炮去皮研　大黄 五錢半生半熟

右爲細末煉蜜丸如梧桐子大每服二十丸茶酒米飲任下早晨臨卧各一服久覺大腸微動以羊

肚肺羨補之此藥膏粱之家肥甘大過以致大便
結燥猶宜服之老人大腸無血大便結燥最宜
四君子湯加竹瀝薑汁　治中風氣虛而痰火流注
於右而爲右癱
四物湯加桃仁紅花竹瀝薑汁　治中風血虛而痰
火流注於左而爲左癱
十全大補湯　治中風氣血兩虛者
二陳湯　治風盛痰壅既用稀涎等藥開其氣道續
以此方主之
牛黃丸　治初中諸風不省人事精神昏憒痰涎壅

㾪緩縱不隨語言寒塞

蘇合香丸　治病人初中風喉中痰塞水飲難通

胃風湯　治胃風

瘟疫症

内経曰冬不藏精者春必病温傷寒論云瘟病起於
春應温而反凉夏應熱而反寒秋應凉而反熱冬應
寒而反温丹溪曰衆人病一般者此天行瘟疫也瘟
取温熱之義疫取勞役之義多感於房勞辛苦之人
蓋危重病也大法表裏傳經與傷寒相似但傷寒寒
自外入瘟疫毒自内出此為異耳師曰凡看瘟疫先
看病者兩目露血絲否次看口唇紅燥舌胎黄白紫
黑以驗表裏熱淺深除舌胎遍白為熱稍輕其餘睛
赤唇紅胎黄斷紋俱是重症若紫黑燥烈則又熱之

極也又以病家之人手按其胸膛脇肋問其有無痛處分別表裏經絡次看小腹覺有硬滿處即便問其小便利否若小便不利則是津液留結宜用小柴胡去參合四苓散若小便自利則是蓄血之症宜下瘀血用桃仁承氣去枳實不犯上焦此法看傷寒亦然初得病一二日有表証自冬至至春分前宜九味羌活湯去人參敗毒散自春分至夏至天氣已變温熱宜升麻葛根湯柴胡解肌湯小柴胡湯去參初得二三日見太陽症便溏泄者宜小柴胡去參對四苓散或香連丸稍久大便秘而渴者玄明粉乃要藥也 白虎

湯亦可用不渴者禁用白虎凡瘟疫一起即發渴是熱総入陽明宜五瘟丸白虎湯三黄石羔加減用之渇病藥味通用天花粉片芩葛根益元散之類衄血胃火宜白虎湯心火宜犀角地黄湯切忌發汗解表發狂讝語大便滑而渇宜加味白虎湯不作渇大便秘結五七日不解宜大小承氣湯調胃承氣等湯下之瘟病有氣虚血虚而渠者觀形色察脉理表裡熱証已除者宜參芪歸术温補自汗太甚者亦宜補丹溪曰宜補宜散宜降故知此三法者皆不可廢也凡瘟病初看未端的且先以敗毒散加減治之看歸在

何經再隨經施治此要法也

附大頭瘟

丹溪曰大頭病乃濕熱在高巔之處用羌活酒芩酒蒸大黃隨証加減切莫用降氣藥東垣曰陽明邪熱太甚實資少陽相火而為之也濕熱為腫木盛為病此邪見於頭多在兩耳前後先出治法大不宜藥速速則過其病所謂上熱不除中寒復生宜徐徐緩藥當視其腫在何分隨經治之陽明為邪首大腫少陽為邪出於耳前後

附蝦蟆瘟

丹溪曰此病屬風熱防風通聖散加減用之或用小柴胡加防風羌活荊芥薄荷桔梗煎服外以側栢葉擣汁調火煉蚯蚓糞付之

治癘疫方

人參敗毒散　治瘟疫及傷寒頭痛壯熱惡寒及風痰咳嗽鼻塞聲重如心經蘊熱口舌乾燥者加黄芩

柴胡去苗　芎藭　甘草　桔梗

人參去蘆　茯苓去皮　羌活去苗　枳殼去穰麩炒

前胡去苗洗　獨活去蘆各等分

右㕮咀每服三錢水一盞薑三片薄荷少許同煎
七分去滓溫服
謹按用人參茯苓甘草補抱正氣不使外邪深羌
活獨活川芎驅散外邪以止頭疼柴胡薄荷以清
潮熱佐枳殼桔梗以利滯氣
小柴胡湯　治瘟疫內虛發熱胸脇痞悶
竹葉石膏湯　傷寒時氣表裏俱虛遍身發熱心
煩悶得汗已解內無津液虛羸少氣欲吐
化瘢湯　治瘢毒
黃連解毒湯　治時疫三日已汗解或因飲酒復劇

若煩悶乾嘔口燥呻吟錯語不瞞

四君子湯　四物湯　二陳湯　補中益氣

九味羌活湯　四時通用

班疹證

班疹外證悉由中出繋古云瘡發焮腫于外者屬少陽三焦相火也謂之班小紅靨行皮膚之中或不出者或出而隨没又隨出者屬少陰君火也謂之疹蓋班重而疹輕也凡顯班證而自吐瀉者慎勿亂治而多吉謂邪氣上下皆出也小兒班疹並出身温者吉身冷者逆班疹首尾俱不可下秘則微疎之大抵此證有陰有陽陽證發班有四證有傷寒有時氣有熱病有温毒班々如錦紋點大而色赤此外感熱證也陰症發班色雖微紅而出則稀少若作熱症治之死

生于掌宜調中温胃稍兼解散陰陽二症雖當辨明
又有内傷症亦出斑疹但微見微紅此胃氣極虛一
身之火遊行于外當補益氣血則中有主而氣不外
遊榮有養而血不外散此誠尤當慎之或謂古云斑
色紅赤者胃熱也五死五生紫黑者胃爛也九死一
生又云下之早則熱乘虛入胃下之遲則胃熱不得
泄此以斑疹悉屬之胃矣而絜古以斑屬少陽疹屬
少陰不幾于背馳歟予曰胃者揔司也五臟六腑之
氣皆由胃發故胃氣失下熱生以薰蒸衝入少陽則助
相火而成斑衝入少陰則助心火而成疹苟胃氣被

下則皆火一息二經之火亦息班疹二症亦隨泯矣何背馳之有或又云班疹首尾忌下今欲下之何也予曰治病當隨時變通不可執一若熱未入腑大便溏通此忌下之時宜用升麻葛根化班白虎等剤消其邪熱如陽明結實七八日不大便此正大氣甚發上衝二經班出猛烈輕則紅赤重則紫黒此時不下猶得全命歟三乙承氣莫之與矣古云藥不拘方合宜而用善夫癮疹者隱隱在皮膚之中多屬于脾發則多痒或不紅者是兼風兼濕色紅者兼火化也

治班疹方

玄參升麻湯 治傷寒失下熱毒在胃發斑或汗吐下後餘毒不散表虛裏實發於外甚則煩燥譫妄

玄參 升麻 甘草炙各等分

右㕮咀每服四錢水一鍾煎七分温毒發斑亦宜

謹按玄參散浮火升麻益胃熱甘草泄火和藥

梔子仁湯 治發斑煩燥面赤咽痛潮熱

梔子仁 赤芍藥 大青 知母各一兩

升麻 黃芩 石膏各二兩 甘草炙半兩

杏仁去皮尖二兩 柴胡一兩五分

右㕮咀每服四錢薑三片豉百粒水煎温服

化斑湯　治傷寒汗吐下後斑發脉虚

人参八分　石膏一銭　知母七分　甘草三分

守真加白朮一方加玄参八分

右㕮咀時々煎服

調中湯　治内傷外感而發陰斑

蒼朮銭半　陳皮一銭　砂仁　藿香

芍薬炒　甘草炙　桔梗　半夏

白芷　羌活　枳殻各一銭　川芎五分

麻黄　桂枝各五分

右㕮咀薑三片水煎服

防風通聖散

傷寒

愚按仲景傷寒論云中而即病者名曰傷寒不即病者寒毒藏於肌膚至春変為温病至夏変為暑病暑病者熱極重於温者也其傷寒仲景分六經傳注

一日足太陽膀胱経受之其脉尺寸倶浮其症頭項痛腰脊強発熱悪寒治宜発表脉浮緊有力無汗為傷寒冬月用麻黄湯脉浮緩無力自汗為傷風冬月用桂枝湯春夏秋用羌活冲和湯

二日足陽明胃経受之其脉尺寸倶長其症目痛鼻乾不得臥悪寒身熱治宜解肌脉見微洪為経病用

葛根湯渴而有汗不解者用白虎湯潮熱自汗譫語發渴揭去衣被揚手擲足斑黃狂亂不惡寒反怕熱大便實者脉見沉數為腑病輕則大柴胡湯重則承氣湯下之

三日足少陽胆經受之其脉尺寸俱弦其症胸脇痛而耳聾寒熱而嘔治宜和解緣胆無出入病在半表半裏之間不從標本從乎中治宜用小柴胡湯和之

四日足太陰脾經受之其脉尺寸俱沉細其症腹滿咽乾自利治宜分利病從陽經傳來脉見沉而有力宜當下桂枝大黃湯自利不渴或嘔吐直中陰經脉

見沉而無力宜當溫理中湯
五日足少陰腎經受之其脉尺寸俱沉其症口燥咽
乾而渴治宜清之譫語大便實或繞臍硬痛下利純
清水俱是陽經傳來邪熱燥屎使然脉見沉實有力
宜當下急用六一順氣湯無熱惡寒厥冷倦臥不渴
或腹痛嘔吐瀉利沉重或陰毒手指甲唇青嘔逆絞
痛身如被杖面如刀刮戰慄者俱是陰寒直中使然
脉見沉遲無力宜當溫急用理中四逆湯
六日足厥陰肝經受之其脉尺寸俱微緩其症煩滿
囊縮治宜下之消渴大便實手足乍冷乍溫者邪從

陽経傳来脉見沉實有力宜當下急用六一順氣湯
承氣湯若口吐涎沫或四肢厥冷不温過乎肘膝不
渇小腹絞痛嘔逆名曰直中陰経真寒症脉来沉遅
者宜當温急用茱萸四逆湯温之
六日至厥陰為傳経盡當愈如不愈乃再作経如前
以次而傳凡至三陰経則難拘定法或可温而或可
下因分直中者寒症傳経者熱証是其發前人之所
未發也又有二陽三陽同受而為合病又有太陽陽
明先後感受而為併病又有陽明太陰表裏受邪名
曰両感又有太陽不傳首尾只在本経名曰傳経又

有太陽傳陽明而陽明不傳少陽入胃而作脾實又有四時感冒新受風寒之輕症頭疼體痛惡寒發熱等候當作感冒處治宜用九味羌活湯加減又有傷寒挾內傷者十居八九東垣云謂內傷者極多外傷者間而有之經曰邪之所湊其氣必虛宜用補中益氣湯從六經所見之証加減又見近時外感陽証傷寒無內傷者用仲景法而誤用補中益氣湯補住邪氣多致不救凡治傷寒若汗下後不可便用參芪白朮大補宜用小柴胡湯加減和之若大補使邪氣得補而愈盛復變生他症矣所謂治傷寒無補法也如

曽経汗下後果是虚弱之甚脉見無力者方可用甘温之劑補之此為良法大要在表宜汗冬月以桂枝麻黄二湯加減春夏秋以九味羌活湯加減在中宜和以大小柴胡湯加減在裏以大小承氣湯加減雖然其汗下之法又須得宜不可失時致成斑黄結胸等症變狀多端無有定體惟仲景深造是理著傷寒論一書分経理症載有三百九十七法一百一十三方以為後學規鑑甚是詳備惜其方書失漏不全茲難盡述學者當觀仲景傷寒論及陶節菴傷寒六書乃若神而明之則在乎人又非此書所能悉載也

治傷寒方

麻黄湯　治傷寒悪風寒發熱身疼無汗

麻黄六錢 桂枝四錢 甘草錢炙三 杏仁二十個

右㕮咀水煎如法服

按此太陽經藥也

謹按用麻黄發汗開腠理以逐邪佐桂枝甘草之辛甘散越風寒夫皮膚乃肺之合表傷則肺病故加杏仁枚肺降氣而定喘

葛根湯　治傷寒悪寒項背強几几無汗悪風或下利

葛根四錢　麻黄　生薑各三錢　桂枝

芍薬各二錢　甘草各二錢　大棗三枚

右㕮咀水煎如法服之

按此出太陽例陽明薬也

謹按用麻黄葛根輕陽以逐實邪桂枝生薑甘草大棗以發散在表之風寒芍薬收陰寒以救血

桂枝湯　治傷風寒發熱自汗鼻鳴乾嘔者

桂枝　白芍　生薑各三錢　甘草炙二錢

大棗二枚

右㕮咀毎服五錢水一鍾煎七分服

按此出太陽例太陰經藥也

謹按用桂枝甘草大棗生薑發散在表之風寒芍藥收失散之陽氣以斂腠理

麻黄附子細辛湯　治感寒脉沉或微細反發熱或但欲寐者

麻黄　細辛各四錢　附子炮二錢半去皮

右㕮咀每服五錢水一鐘煎七分服

按此少陰經藥也

謹按用麻黄解肌發汗以逐表邪細辛附子以散理寒

桂枝麻黄各半湯　治傷寒見風脉發熱自汗或無汗

桂枝二錢　白芍　生薑　甘草炙

麻黄各半銭　大棗二枚　杏仁十一箇去皮尖

右㕮咀水煎服

小柴胡湯　治傷寒中風其病半在表半在裏筋脉拘急身體疼痛寒熱往来或嘔或咳胸脇痞満硬痛下之前後無問日数及汗後餘熱不解或無問瘟疫傷寒雜病蒸熱作發并兩感可和解者肌體羸瘦倦怠少力

柴胡三兩去苗 黄芩 甘草 人參各三兩

半夏一兩洗七次

右剉如麻豆大毎服五錢水一鐘煎至半鐘薑棗同煎不計時温服

按此少陽經藥也

謹按用黄芩柴胡之苦寒以解半表半裏之熱又云裏不足者緩之以甘故用人參甘草之甘補托中氣邪半入裏則裏氣逆宜辛散之故用半夏之辛散逆氣而除煩嘔經云辛甘發散爲陽是以用薑棗合辛甘發散半表之邪

大柴胡湯　治諸服小柴胡湯証後病不解表裏熱勢更甚而心下急鬱微煩或發熱汗出不解心下痞硬嘔吐下利土属太陽或陽明病多汗或少陽病下利清水心下痛而口乾或太陰病腹满或無表裏証但發熱七八日脉浮而数脉在肌肉實而滑數者及両感諸症可微者下雙除表裏之熱并陽明少陽合病下利日晡發熱如瘧

柴胡去苗半両　黄芩　芍藥各二銭半　大黄半両

半夏湯泡洗七次切作片子二銭　枳實三銭生用小者是也麩不去穰其効甚速

右剉如麻豆大作三服水一盞半生薑棗子同煎

至半盞溫服如未利再服

謹按用生薑甘草大棗發散表邪又云酸苦湧泄為陰故用大黃枳實利大便以泄內熱芍藥扶陰半夏散逆氣黃芩柴胡以折少陽表裏之邪

調胃承氣湯　治傷寒三五日不大便譫語乃熱結於內通大便以下其熱

大黃　芒硝　甘草各等分

右剉每服臨期斟酌多少先煮二味熟去渣下硝上火煮二三沸頓服之以利為度未利再服

謹按用大黃芒硝通大便以瀉熱甘草緩急和中

小承氣湯　治傷寒六七日不大便潮熱狂言腹秘
堅滿因其邪熱尚未結實故於大承氣湯中去芒
硝之鹹寒其之功性已述明後大承氣湯中茲不
再錄

大黄半兩　厚朴去皮　枳實去穣各二錢

右剉如麻豆大分作二服水一盞薑三片煎至半
盞絞汁服未利再服

大承氣湯　治傷寒因火邪結熱實於內腹滿硬譫
語舌乾口燥大便秘結不通其脉沉實治宜瀉滿
通大便下實熱

大黄酒洗　厚朴薑製　枳實麩炒　芒硝各等分

右剉每服看証斟酌多少先煮厚朴枳實二物至七分納大黄煮至五分去渣納芒硝煎一二沸通口服以利為度不利再服

謹按用枳實厚朴以瀉腹滿芒硝之鹹以軟堅痞大黄通大便以泄實熱

九味羌活湯　治發熱悪寒無汗或自汗頭痛項強或傷風見寒脉傷寒見風脉此藥不犯三陽禁忌為四時發散之通劑

羌活　防風　蒼朮各一錢半　甘草

川芎　白芷　生地黄　黄芩

細辛各一錢一云細辛只用五分

每服水一鍾半生薑三片葱白三根煎至一鍾温

服

謹按用羌活防風細辛白芷川芎諸辛温以散表

邪之風寒生地黄芩以清在裏之邪熱蒼术一分

安太陰使邪不納甘草緩裏和諸藥性

六神通解散　治時行三月後謂之晚發頭痛身熱

惡寒脉洪數先用九味羌活湯不愈後服此藥

麻黄一錢甘草三分黄芩七分石膏八分

滑石八分蒼术八分加川芎八分

羌活八分　細辛五分

水二鍾薑三片豆豉一撮葱白三莖煎之熱服

謹按用石膏黄芩以清熱滑石以利竅麻黄蒼朮以發表甘草瀉火和藥性

十神湯　治時令不正瘟疫妄行感冒發熱或欲出疹此藥不問陰陽兩感風寒

川芎八分　甘草三分炙　麻黄一錢去根　乾葛一錢

紫蘇二錢　升麻七分　赤芍藥七分

白芷七分　陳皮七分　香附子八分

右㕮咀每服三錢水一盞半薑五片煎七分去滓

溫服。

十味芎蘇散　治四時傷寒發熱頭痛

川芎七錢　紫蘇葉　乾葛各半兩　桔梗生二錢半

柴胡　茯苓去皮各半兩　甘草三錢炙

半夏湯泡六錢　枳殼去穰炒三錢　陳皮三錢半

右㕮咀每服三錢薑棗煎服

涼膈散　一名連翹飲子

治傷寒表不解半入於裏下證未全下後燥熱怫結於內心煩懊憹不得眠臟腑積熱煩渴頭昏唇焦咽燥喉痺目赤煩燥口舌生瘡咳唾稠粘譫語

狂妄腸胃燥澁便溺閉結風熱壅滯瘡疹發斑驚

風熱極黒陷将死

連翹一兩 山梔子 大黄 薄荷葉

黄芩各半兩 甘草一兩半 朴硝二錢半

右為粗末每服五錢水一盞蜜少許煎七分温服

柴苓湯 治發熱泄瀉裏虚者

柴胡一錢六分半 半夏湯泡七次七分 黄芩

人参 甘草各六分 白朮 猪苓

茯苓各七分 澤瀉一錢二分半 桂五分

右用水二盞生薑三片煎至一盞温服

謹按此方即小柴胡湯五苓散相合是也除傷寒表症不治外邪傳半表半裏及内傷發熱雜病發熱無不治也

黄連解毒湯　治傷寒雜病熱毒煩燥乾嘔口渴喘滿陽厥極深畜熱内甚世俗妄傳為陰毒者及汗吐下後寒涼諸藥不能退其熱勢者而感症同治

黄芩　黄連　黄蘗　大梔子各等分

右㕮咀毎服一兩水二鍾煎一鍾薑三片煎熱服

謹按用黄連以解内熱黄芩以退表熱黄柏救腎水以降火梔子清熱解虚煩

瓜蒂散　治傷寒表証罷邪熱入裏結於胸中煩滿不得息而飢不能食四肢微厥而脉乍緊者宜以此吐之經云在上吐之在下洩之

瓜蒂 炒黄　赤小豆 等分

右為末香豉半合 豆豉是也 水一鍾半煮取汁半鍾調下一錢不吐加服亡血體虛者不可服

謹按用瓜蒂赤小豆之苦酸以湧吐胸中之邪

白虎湯　加人參名人參白虎湯

治傷寒汗後脉洪大而渴虛煩及暍等症

知母 一兩半　石膏 四兩 為末　甘草 炙 一兩　粳米 一合

右剉如麻豆大毎五銭水一鍾煎六分去滓温服
謹按用石膏知母之苦寒以除熱又云熱甚者以
甘緩之粳米甘草之甘以補中氣

五苓散　治傷寒小便不利而渇者

猪苓去皮　茯苓去皮　白朮各半両　澤瀉一両
桂去皮二銭半

爲末毎服二銭熱湯調下

大陥胸湯　治汗下之後不大便五六日舌乾而渇
日晡潮熱従心至小腹脹満而痛不可近脉當沉
緊滑数或但胸結則無大段熱頭微汗出脉沉嗇

者水結也

大黄三錢去皮　芒硝三錢半　甘遂末五分

右剉如麻豆大分作二服每服水一鍾煎大黄至六分納硝一二沸絞汁調甘遂末二分半温服

謹按用芒硝之鹹寒以軟其堅佐大黄甘遂之苦寒以滌熱瀉滿

小陷胸湯　治小結胸心下按之痛脉浮而滑無大段熱表未罷不可下之下之即死水結胸亦宜服此

半夏四錢湯洗全用不剉　生薑一錢切　黄連二錢剉

瓜蔞實大者半兩

右水三鍾煮瓜蔞汁一鍾半納藥至一鍾絞汁兩次溫服

謹按用黃連瓜蔞之苦寒以瀉胸中之熱以半夏辛溫以散胸中之痞結

茵陳湯　治陽明裏熱極甚煩渴熱鬱留飲不散以致濕熱相搏而身發黃疸但頭汗出身無汗小便不利渴飲水漿身必發黃宜茵陳湯調下五苓散利大小便

大黃半兩　茵蔯蒿一名山茵蔯一兩去莖

大梔子七箇色深堅實好者稍小者用十箇

右剉如麻豆大水二鍾半慢火煮至一鍾絞汁溫服

證拔用大黄梔子以退熱佐茵蔯以退黄

梔子豆豉湯　治汗吐下後胸滿痛頭微汗虛煩不得眠反覆顛倒心內懊憹乃燥熱怫鬱於內而氣不宣通故也

大梔子十箇剉碎如小者用十箇　豆豉半合俗言盐豆豉少氣者加甘草二錢半嘔者誤以丁香之藥下之者加生薑半兩或用溫湯灌手足使心胸結熱宜通而已

右剉如麻豆大或先以水三盞煮梔子至一盞半

納豆豉煮至半盞絞汁溫服

謹按用梔子之苦以湧吐其邪用豆豉之寒以勝熱

三黃瀉心湯 治傷寒陰症下之太早致心下痞按之軟其脉關上浮者主之若未解未可攻宜先隨風寒二証投桂枝麻黃湯表解即服此藥

大黃蒸 黃連 黃芩各等分

毎服一兩剉如麻豆大沸湯二鍾熱漬之一時久去柤分二服溫服

竹葉石膏湯 治傷寒時氣表裏俱虛遍身發熱心

胸煩悶渴汗已解内無津液虛羸少氣欲吐及諸虛煩熱與傷寒相似但不惡寒身不疼頭不痛不可汗下者

石膏一兩六錢研　半夏二錢　粳米半合

人參二錢去蘆　麥門冬五錢半去心　甘草炙二錢

右㕮咀每服五錢水一鍾入青竹葉生薑各五片煎至半鍾去滓温服

謹按用粳米甘草人參以益氣石膏竹葉麥門以清餘熱半夏以降逆氣

酸棗湯　治傷寒吐下後心煩乏氣晝夜不眠

酸棗仁炒　麥門冬一錢　甘草三分

知母八分　茯苓八分　川芎七分　乾薑炮三分

右用五錢水一鍾煎七分溫服

參蘇飲　治感冒風邪發熱頭疼咳嗽聲重涕唾稠粘此藥大解肌熱寬中快膈或欲成勞瘵潮熱往來並能治之

木香　紫蘇　乾葛　半夏湯泡七次薑製

前胡去苗　人參去蘆　茯苓去皮各七錢半

枳殼去穰麩炒　桔梗去蘆　甘草炙　陳皮去白各半兩

右㕮咀每服四錢水一鍾半生薑七片棗一枚煎

六分去滓熱服不拘時易簡方以氣盛不用木香

生料五積散　治感冒寒邪頭疼身痛項強拘急惡寒嘔吐或腹痛又治傷寒發熱頭疼惡風無問内傷生冷外感風寒及寒濕客於經絡腰脚酸疼及婦人經滞腹痛並皆治之

蒼朮米泔水浸去粗皮二十四兩　桔梗去蘆十二兩

陳皮去白　麻黄去根節　枳殼去穣麩炒各六兩

厚朴　乾薑各四兩炮　白芷　川芎

甘草炙　茯苓去皮　肉桂去粗皮　芍藥

當歸各三兩　半夏湯炮七次二兩

右㕮咀每服四錢水一盞半生薑三片葱白三根煎七分熱服胃寒用煨薑扶氣加吴茱萸婦人調經則入艾醋

理中湯　治藏腑中寒口噤失音四肢強直兼治胃脘停痰冷氣刺痛

人參　乾薑炮　甘草炙　白术各等分

右㕮咀每服四錢水一盞煎服三因方加附子名附子理中湯

謨按此方用人參白术甘草補中益氣乾薑温胃散寒

四逆湯　治傷寒自利脉微欲絶手足厥冷（四逆名者四肢逆冷也）

甘草炙二兩　乾薑炮兩半　附子去皮臍炮半兩

右㕮咀每服五錢水一盞煎七分温服不拘時

謹按此方用乾薑附子以散中寒炙甘草以緩裏急

真武湯　治傷生冷飲食數日以後發熱腹痛頭自昏沉四肢疼痛大便自利小便或利或澁或嘔或咳並宜服之或已經發汗不觧仍發熱者心下悸頭眩暈肉瞤動振振欲擗地者此由飲食停留中

脘所致

白茯苓　白芍藥　白朮各兩　附子一枚泡去皮

每服五錢水一鍾薑五片煎食前溫服小便利者去茯苓大便利者去芍藥加乾薑咳加五味子細辛乾薑嘔去附子加生薑汁

謹按用白朮茯苓以勝濕芍藥以收陰濕附子生薑以散寒濕

防風通聖散　治風寒暑濕飢飽勞役及傷寒表不解半入於裏下證未全下後燥熱怫結於心內煩懊憹不得眠臟腑積熱煩渴頭昏脣焦咽燥喉閉

月赤耳閉口舌生瘡咳嗽稠粘譫語狂妄腸胃燥澁秘結及風熱隱疹壅滯並皆治之

雙解散　即防風通聖散與益元散相合

三一承氣湯　治傷寒雜病内外所傷日數遠近腹滿咽乾煩渇譫妄心下按之硬痛小便赤澁大便結滯或濕熱内甚而為滑泄熱甚喘咳悶亂驚悸狂顛目疾口瘡舌腫喉痺癰瘍陽明胃熱發斑脉沉可下者

内傷症

内傷者傷諸内者也凡飲食勞倦七情六慾之傷是也外傷者傷諸外者也凡風寒暑濕霜雪雨露之傷是也但内外之証治雖不一而見証多同使診脉者恍惚難辨惟東垣内外傷辨載之詳悉予撮其大旨擇其緊要者言之均之寒熱也外傷則寒熱齊作而無間内傷則寒熱間作而不齊均之惡寒也外傷則厚衣烈火而不除内傷則一得温煖而即解均之頭痛也外傷則連痛而不休内傷則作痛而作止外傷則鼻塞而不通内傷則口變而無味外傷則手背熱

內傷則手心熱外傷則言語壯健先輕而後重內傷則言怯弱先重而後輕外傷則人迎脉大於氣口一倍二倍三倍內傷則氣口脉大於人迎一倍二倍三倍又按陰陽應象論云天之邪氣感則害人五臟是八益之邪傷形而不傷氣有餘之症也當瀉而不當補又云水穀之寒熱感則害人六腑是七損之病傷氣而不傷形不足之症也當補而不當瀉故凡汗之下之吐之赴之皆瀉也凡溫之和之調之養之皆補也辨別明白庶免臨症有惑

飲食所傷

經曰飲食自倍腸胃乃傷故凡受傷者皆原中氣不足宜以補益為要但治法有先後不可倒施故物傷之際積食未行遽用補益則滋其壅塞增其痛勢反增劇必先用消食化痰行氣之藥保和丸枳實導滯丸待食行或吐或瀉或暗消宿食盡行然後用六和湯以滋其未盡之邪調中益氣以回其散失之氣健脾丸以復其本體之常斯調治有序而獲寧矣大抵此症輕重有三等輕者因痰裹食停滯頗多不痛不嘔只胸膈不快中宮不清久則有塊或致嘈雜腸鳴重者食填太陰壓住肝氣致肝氣不得上升肝者

將軍之官其性猛烈故中脘大痛胃氣上升肝氣助烈載食而吐則痛隨吐減或飲食過隔遂痛在中焦延及下焦則成瀉矣經曰痛隨利減因而獲寧其至重者食停甚多濁氣載食下不得瀉胃氣虛衰上不得吐陰陽乖隔榮衛不通須臾危矣王氷所謂濕霍亂者生乾霍亂者死以無吐瀉故也

勞倦内傷

經曰有所遠行形氣衰少穀氣不盛上脘不行下脘不通而胃氣熱熱氣熏胸中故胸中熱又曰勞者温之損者補之是知勞倦者因勞而致倦也經謂之解

倦故人有勞心者思慮無窮有勞力者筋骨懈憊致元氣下流心志懶慵四肢怠惰嗜臥怯行飲食少味急以補中益氣湯加杜仲枸杞以溫補之不比傷飲食者先消之而後補之也

七情六慾所傷

七情者喜怒哀樂愛惡慾也　六慾者耳目口鼻身意也若是者皆神思間病治法氣滯者行滯痰積者開痰有鬱者舒鬱再看虛在何經加救本經之藥非若飲食勞倦之症尤有可消可溫可調可補者比也故婦人得之鬱而不舒多成勞病男子得之鬱而不解

多成膈痞雖然七情之中得禍至速者惟怒為甚六慾之中得患最大者惟色為先經曰大怒則令人暴絶使血菀於上又云怒則氣逆常見人大怒之後血大虚吐得此患者當以氣升血亦升氣降血亦降為主即用降氣制肝湯痰氣得平而愈難經云損其腎者補其精素問云精不足者補之以味凡人色慾無節者内損真陰如木之損其根水之涸其源陰精既虚相火自動故曰腎本属水虚則熱矣心本属火虚則寒矣腎脉貫肝膈入肺中循喉嚨係舌本腎火一動肝火乗之入肺成肺嗽入喉成喉癬而潮熱夢遺

盗汗百病皆起矣病勢未劇猶可畫全故製十味回
生

治内傷方

補中益氣湯　治形神勞役或飲食失節勞倦虛損
身熱而煩脈洪大而虛頭痛或惡寒而渴自汗無
力氣高而喘

黄芪錢半　人參　甘草各一錢　白朮
當歸身　柴胡　升麻　陳皮各五分
渴加葛根五分　嗽加麥門冬一錢
五味子十五粒

一方有白芍藥半錢秋冬不用黃柏三分以滋腎水瀉伏火紅花三分入心養血

右作一服水煎午前稍熱服

謹按用黃芪益元氣實腠理止汗而衛寒人參白朮陳皮甘草以補中佐升麻柴胡升胃氣助黃柏以泄陽火而退蒸蒸之熱當歸理氣血各歸其所

升陽順氣湯　治因飲食不節勞役所傷腹脇滿悶短氣遇春則口無味遇夏雖熱猶寒飢常如飽不喜食冷

升麻　柴胡各一錢　黃芪一錢　半夏二錢

甘草炙半錢　陳皮一錢　人參一錢　神麯上錢
當歸身一錢　黃栢半錢　草豆蔻仁二錢
右㕮咀每服三錢或半兩水煎入生薑三片
謹按用人參甘草補中助黃芪益元氣為君升麻
柴胡升提陽氣為臣陳皮半夏散鬱氣以除滿悶
神曲草蔻和脾胃以進飲食二者為佐當歸救除
血分理氣血各歸其所黃栢泄陰火以除蒸熱二
者為使

調中益氣湯　治四體倦怠身體沉重肢節疼痛胸
腹脹滿煩心不安口失滋味大小二便頻數或上

飲下便夏月食泄米穀不化或便後下利膿血咽膈不通或痰唾稠粘口中沃沫食入腹出其脈弦緩

升麻二分　黃芪一錢　甘草五分　蒼朮四分
木香一分　人參五分　柴胡二分　陳皮二分

右㕮咀作一處水煎食前熱服

謹按用人參甘草補中兼助陽黃芪益陽氣為本蒼朮健脾兼助木香陳皮暖胃氣為標升麻柴胡升引胃氣上騰為佐使

治中湯　治脾胃不和嘔逆霍亂中滿虛痞或泄瀉

人參去蘆 甘草炙 乾薑泡 白朮

青皮去白 陳皮去白各一両

右㕮咀每服三錢水一盞煎七分去滓空心温服

嘔吐不已加半夏等分丁香減半名丁香温中湯

平胃散 治脾胃不和不思飲食心腹脇肋脹滿刺痛口苦無味胸滿短氣嘔噦惡心噫氣吞酸面色痿黄肌體瘦弱怠惰嗜卧體重節痛常多自利或發霍亂及五噎八痞膈氣反胃宜服

厚朴 橘皮各五両 蒼朮泔浸八両 甘草二両

右㕮咀水二盞生薑三片棗一枚煎至一盞去滓

温服。

六君子湯　治脾臓不和不進飲食上燥下寒服熱

藥不得者

人参　白朮　茯苓　甘草

橘紅　半夏湯泡七次各一两

右㕮咀毎服一两生薑七片棗一枚水二盞煎至

二盞去渣温服

謹按参苓朮草補中益氣橘紅利滯氣助半夏豁

痰

枳縮二陳湯　理脾胃順氣寛膈消痰飲

砂仁　枳實　茯苓　半夏
陳皮　甘草各等分
右剉每服六錢水一盞半生薑五片煎八分溫服
參苓白术散　治脾胃虛弱飲食不進或至嘔吐泄
瀉及大病後調助脾胃此藥最好
白术　人參　甘草　山藥
白茯令去皮各二斤　白扁豆砂一斤半去皮薑汁
蓮子肉　薏苡仁　砂仁　桔梗各一斤
右為末每服二錢棗湯下
謹按用人參白术茯苓甘草扁豆薏苡山藥蓮肉

諸甘温以補脾調胃進食止瀉利以佐砂仁以止
嘔

加減保和丸　消痰利氣扶脾胃進飲食

山藥　神曲　半夏　茯苓各三兩

陳皮　連翹　蘿蔔子各三兩

白朮五兩　蒼朮　枳實各一兩　香附

厚朴各三兩　黄芩　黄連各兩

右為細末薑汁麵糊為丸如梧桐子大每服五十丸漸加至七八十丸食後茶湯任下

大安丸　治脾經消導之藥

山查上两　神曲　半夏　茯苓
陳皮　蘿蔔子　連翹各五錢　白术二兩
右為末粥糊丸滚白水或米湯送下
枳實導滯丸　治傷濕熱之物不得施化而作痞悶
不安
茯苓　黄芩　白术　黄連各三錢
澤瀉二錢　大黄一兩　枳實炒　神曲各五錢
右為細末如上法丸服至七十丸
謹按用芩連大黄諸苦寒下濕除熱為君枳實神
曲化宿食積導滞氣消痞滿為臣白术補中健脾

爲佐茯苓澤瀉利小水分消其濕爲使

木香檳榔丸　治一切氣滯心腹痞滿脇肋脹悶大小便結滯不利者并亦治之

木香　檳榔　青皮去白　陳皮去白

枳殼麸炒　廣茂煨切　黄連各一兩　黄栢去粗皮一兩

香附　大黄炒各三兩　黒牽牛生取頭末三兩

右爲末滴水丸如豌豆大每服三五十丸食後生薑湯送下

葛花解酲湯　治飲酒太過嘔吐痰逆心神煩亂胸膈痞塞手足戰搖飲食減少小便不利

白豆蔻　砂仁　葛花各五錢　木香五分
青皮三錢　陳皮　白茯苓　猪苓
人参各一錢半　白朮　神曲炒　澤瀉
乾生薑各二錢

右為末毎服三錢白湯調下但得微汗酒病去矣

謹按用葛花解酒毒以神曲砂仁白豆蔻等消宿食茯苓猪苓澤瀉等利小便導濕熱人参白朮補中健脾生薑陳皮青皮木香等行鬱氣而除痰悶藥乃氣之偏可用於暫而不可用於久有病則病當之無病則正氣當之所以不可久也

備急六黄丸　療心腹諸痛卒暴百病

大黄　乾薑　巴豆去皮各一両

右精擇蒸焙為末蜜和丸如小豆大毎服三丸大小量之

麹麥枳朮丸　治為人所勉強食之故心腹満悶不快

白朮二両　枳實　神麹炒　麥蘖麹炒各一両

右為細末荷葉燒飯丸如桐子大毎服五十丸温水下

三黄枳朮丸　治傷肉食濕麪辛辣味厚

悶乱不安

黄芩二両　黄連　大黄煨　神曲

白朮　橘皮各一両　枳実炒半両

右為末湯浸蒸餅丸如菉豆大毎服五十丸白湯

下量所傷服之

橘連枳朮丸　治健脾消痞清熱

枳朮丸　治飽食過度輸化不及致傷中氣

新刻醫學入門衍要卷之二

鑑金之甫　新安洪正立編録

晉巽上官鉉玉之甫鑒定　雲林龔廷賢采輯

鎰三立甫　芝城陶啓瀚校正

中暑中熱辨

潔古云靜而得之爲中暑動而得之爲中熱中暑者陰症中熱者陽症東垣云避暑熱于深堂大廈得之者名曰中暑其病必頭痛惡寒身體拘急若行人于日中勞倦得之者名曰中熱其病必頭痛發熱大渴而引飲予觀此而疑之者已歷年矣及觀溯洄集而

得王氏之論深合予心其言深堂大廈而得頭痛惡寒等症者非暑邪也身中陽氣受陰寒所遏而作也此正四時傷寒之論安可以中暑名之乎夫暑熱者夏令之大行也人或飢餓勞動元氣虧乏暑氣乘虛而入名曰中暑其人元氣不虛但酷熱侵傷名曰中熱其寔一也今以動靜所得分之何哉是論也寔王氏心得之言惜於中暑中熱二義尚欠明悉予復補其遺意經曰脉虛身熱得之傷暑蓋以其人元氣本虛暑氣乘虛而入心脾二經故有脉虛身熱面垢燥渴背惡寒小便秘澁等症皆不足之症也若其人元

氣不虛而遇此亢極之陽先侵肌膚漸入肺胃故成壯熱頭痛肢節重痛大渴引飲脉洪而實此皆有餘之症也故治不足者清暑益氣湯清燥湯人參白虎湯皆補虛清熱之劑而發表通裏之治不得而與焉治有餘者仲景用麻黄桂枝石膏黄芩知母湯麻黄雖不宜于夏而治法大意可見丹溪用黄連香薷飲黄連解毒湯此皆發表清裏之劑而補益調養之治不得而與焉故活人書云夏月得病有四症傷寒傷风脉証互見中暑中熱疑似難明脉盛壯熱謂之中熱脉虛身熱謂之中暑此以脉之或虛或盛身之壯

熱微熱辨之也合而觀之則知中暑中熱惟有虚實之分斷熱動静之别其不可以受寒凉而名中暑也益明矣或曰夏月又有中暍此又何别也予曰仲景云太陽中暍發熱惡寒身重而痛者成氏謂表中暍也脉弦細芤遅者成氏謂暑脉虚也小便已灑灑然毛聳手足逆冷者成氏謂太陽經氣虚也是可見暍與暑皆以虚而受熱其認二而一者也但暑中少陰心經暍中太陽膀胱經為少異耳至于用藥皆以人參白虎湯暑暍二症豈相遠乎哉

暑症

暑証脉虚身熱背悪寒面垢身多汗甚者悶乱不寧然亦有軽重之辨故有冒暑有傷暑有中暑冒暑者黄連香薷飲益元散瀉者五苓散傷暑者清暑益氣湯中暑者人参白虎湯清肺湯随其軽重而調治之鮮有不效者昔潔古以静而得之為中暑中暑者陰症也其病必頭痛悪寒身形拘急使周身之陽氣不得發越大順散熱藥主之動而得之為中熱中熱者陽症也其病必大發熱大渴引飲汗大泄乃為熱傷肺氣白虎湯蒼朮等湯涼藥主之噫暑與熱一病也奚何分動静又分陰陽哉彼所謂深堂大廈而受寒

凉使形體拘急此正四時傷寒稍一觧表則陽氣自伸身熱自退安得以中暑名之况大順散本為夏月多吃凉水瓜菓用此散使治中寒嘔逆者耳於中暑何與若子所謂中暑者即經所謂邪之所湊其氣必虚是也惟其人中氣已虚故邪熱得以深入是熱傷氣分也氣分熱傷則脉虚邪傷横行則身熱壅上則面垢背悪寒是宜以傷暑中暑名之而以重劑治之也其感之輕者則為冒暑而以輕劑調之也若中熱之人中氣不虚故身雖受大熱此但肌肉受之甚則延入腸胃或渴或瀉身雖燥熱而無息倦脉必强盛

而不虛弱是有餘之症也當用白虎黃連解毒清涼之劑治之若非傷暑不足之症當清當補者此也故曰脉盛身寒得之傷寒蓋寒傷形而不傷氣也其即避暑深堂大廈而受寒凉之謂歟又曰脉虛身熱渇之傷暑蓋暑傷氣而不傷形也其即氣虛之人暑邪深入之謂歟外夏月有中暍症即中暑也但中暍太陽膀胱經受之中暑心與小腸受之少有異耳

治暑藥方

生脉湯

生津止渇補天元之真氣

人參一錢　麥門冬二錢　五味子八分

右剉水一鍾煎七分服

謹按用人參益元氣麥門清肺金五味子收耗散肺金滋腎陰勝熱

香薷飲　治伏暑引飲口燥咽乾或吐或瀉

厚朴半斤去皮薑汁炙熟　白扁豆半斤微炒　香薷一斤去土

右㕮咀每服三錢水一鍾入酒少許煎七分沉冷不拘時服熱則作瀉香薷須陳者佳

謹按香薷分利暑氣厚朴散結調中白扁豆安脾

大順散　治冒暑伏熱引飲過多脾胃受濕水穀不化霍亂嘔吐臟腑不調

甘草（三斤炙） 乾薑 杏仁（去皮尖炒） 肉桂（去皮各六兩四錢）

每服三錢水二鍾煎五七分溫服

謹按用乾薑肉桂以散中寒甘草杏仁以救肺

六和湯 治心脾不調氣不升降霍亂轉筋嘔吐泄瀉寒熱交作痰喘咳嗽胸膈痞滿頭目昏痛肢体浮腫嗜卧倦怠小便赤澁并傷寒陰陽不分冒暑伏熱煩悶或成痢疾中酒煩渴畏食婦人胎產中亦可服

砂仁 半夏（湯泡七次） 杏仁（去皮尖） 人參

甘草（炙各一兩） 赤茯苓（去皮） 藿香葉（去土）

白扁豆 薑汁畧炒 木瓜各二両 香薷

厚朴 薑汁製各四両

右㕮咀每服一両水二鍾生薑三片棗子一枚煎

至一鍾温服

十味香薷飲 清暑氣和脾胃

香薷一两 人参去芦 陳皮去白 白朮土炒

黄芪去芦 白扁豆炒去殼 甘草炙

厚朴色 去皮薑汁炒黒 乾木瓜 白茯苓去皮各半两

右為末每服二錢熱湯冷水任調下

謹按用香薷清暑氣人參白朮陳皮茯苓甘草補

中益氣黄芪實腠理以止汗汗泄不無散氣下滲液故佐以朮瓜收脱散之氣兼生津液白扁豆安脾和胃厚朴散結調中

清暑益氣湯　治長夏濕熱蒸人人感之四肢困倦精神減少懶於動作胷滿氣促肢節疼痛或氣高而喘身熱而煩心下膨悶小便黄而數大便溏而頻或痢或渴不思飲食自汗體虚

黄芪　蒼朮米泔製　升麻各一錢　人参
白朮　神麯　陳皮　澤瀉各五分
甘草　酒栢　麥門冬　當歸各五分

葛根二分　五味子九粒　青皮一分半

右㕮咀作一服水二大鍾煎至一鍾去滓温服

謹按用人參黄芪甘草白术補中益氣為主青皮陳皮理氣為標神麯調脾胃以進飲食升麻葛根清熱解肌蒼术安脾燥濕澤瀉利小水以滲濕熱當歸理血黄栢救腎麥門冬五味子清熱以救肺金

益元散　治中暑身熱小便不利此藥性凉除胃脘積熱又淡能滲濕故利小便而散濕熱也

甘草一兩　滑石六兩水飛

共為末每服三錢寒水調下

謹按滑石性寒能清六腑之熱甘草性平能緩諸火之勢

人參白虎湯　治中暑發熱大渴引飲汗泄脉弦細芤遲

五苓散　治中暑煩渴身熱頭痛霍亂吐瀉小便赤少如心神恍惚加辰砂如桂分兩又名辰砂五苓散

竹葉石膏湯　治中暑煩燥口渴引飲

濕症

濕有自外而得者有自内而生者有風濕相搏者有濕熱相搏者有獨傷于寒濕者要畧曰太陽病關節疼痛而煩脉沉而細者此為中濕東垣曰地之濕氣感則害人皮肉筋脉故卑濕之地濁氣薰蒸坐卧其上而体感傷此自外而得之者也經曰諸濕腫滿皆屬脾土故人酒水過多生冷無節脾土傷遂成腫脹此自内而生者也先傷於風后傷於濕而為風濕相搏者當先微汗以散其風后用五苓二妙以利其濕若大發其汗則風去而濕不去濕愈沉着而入府

藏矣又有先傷於濕后傷于熱而為濕熱相搏者蓋熱勝則傷血血不養筋故大筋短軟而為拘攣濕勝則傷筋筋不束骨故小筋弛長而為痿當先用清涼以微其熱后用辣利以行其濕斯有次第而獲愈矣又有冬月春初人居寒濕之地寒氣襲人濕乘肌入經曰寒濕之中人也令人皮膚不收筋肉堅緊榮血泣衛氣去故曰虛急宜以四逆湯加羌活蒼朮溫以散之否則與中寒相等而患不小矣此五症者皆究濕家之所不容廢也

濕熱相生論

丹溪曰濕土生痰痰生熱又曰濕生熱亡傷血是熱亦有因濕而生者醫林類集云熱氣薰蒸水液不行日久成濕是濕亦有生于熱者故治濕者見大便奔急小便淋澁胸腹燥滿此濕中有熱也治濕而空兼治熱者也治熱者見有脉細而首如裹后重而糞稀濇此熱中有濕也治熱而空兼治濕者也外有燥疵者目赤口乾便秘煩燥又當用潤藥以潤其燥非治濕熱論也

燥熱濕熱不同論

病有燥熱有濕熱夫熱一也而有燥與濕之不同何

哉易曰冰流濕火就燥則燥濕之義其來遠矣今按燥熱多屬心火而成濕熱多屬脾濕而成河間曰將息失宜心火暴盛然腎水衰之后雖成眩仆而暴盛之勢橫行腸胃津液稍亡遂成秘結是時也芩連枝栢百劑何補必也其潤之乎故輕則通幽湯潤腸丸重則三乙承氣湯不一二劑而即愈矣丹溪曰濕土生痰痰生熱熱在腸胃之外濕在腸胃之中故大便稀溏而后重下迫是時也八物十全百劑無益必也其燥之乎故輕則茯苓滲濕湯倍加蒼朮羌活重則羌活勝濕湯倍加芩連枝子亦不數服而獲愈矣由

是観之則知燥者潤之雖則火熾盛而有水以制之也濕者燥之雖則水濡滲而有土以制之也三行之理不精別之可乎雖然燥者潤之固矣不有養血以為之本乎蓋養血則陰日生陽不獨旺血液流行腸胃滋潤何燥結之有哉濕者燥之固矣不有健脾以為之本乎健脾則宗気日舉榮衛流通熱化為汗濕化為溺又何濕熱之有哉

治濕藥方

羌活勝濕湯　治脊痛項強腰似折項似拔上衝頭痛及足太陽経不行

羌活去蘆 獨活去蘆各一錢 藁本

防風去蘆各五分 蔓荊子二分

川芎二分 甘草五分炙

如身重腰沉沉然乃經中有濕熱也加黄栢一錢

附子半錢 蒼朮二錢 水二鍾煎至一鍾去滓温服

黄芪防已湯 治中氣不足風濕外乗脉浮身重自汗悪風或痛脉大浮虚也汗出悪風乃風傷衛不能固護皮毛也身重者濕也痛者風濕相搏也治宜散風濕補中氣實腠理可也

防已苦寒五錢 白朮苦温四錢 炙甘草甘温三錢 黄芪甘温六錢

水二鍾内加薑三片棗二枚煎一鍾服妙如喝者加麻黄半夏有汗不必加麻黄氣上冲加桂枝寒加細辛

謹按用防已驅風散濕白朮甘草補中燥濕黄芪補衛氣實腠理以止汗

平胃散　治脾胃不和不進飲食常服煖胃消痰

蒼朮米泔浸五斤　厚朴薑製陳皮各三斤二

甘草炒三十兩

右為末每服五錢薑三片棗一枚煎服

五苓散　治内傷飲食有濕小便赤少大便溏瀉

二陳湯　治脚弱不能制濕内生積飲

二妙散　治濕熱腰膝疼痛

燥病

經曰諸濇枯涸乾勁皴揭皆屬于燥然燥有二義惟肺無所尅則滞其清肅之令肺有所資則濟其化生之源故靈樞經曰上焦開發宣五穀味充膚澤毛若霧露之溉是之謂氣是氣也即肺之氣也是無所尅而滞其清肅之令者也經又曰飲入于胃游溢精氣上輸于脾脾氣散精上歸於肺是有所資而濟其化生之源者也由是肺液日生通調水道內潤臟腑外澤肌膚何燥之有惟夫北方之水既虧則南方之火自旺火旺尅金金不清肅此一義也又或胃氣下留

莫能輸脾脾氣濡弱莫能輸肺是母不養子子無化生此又一義也由是精液日耗枯涸日生肌膚不澤臟腑不榮皮聚而毛落皴揭而血出其燥也極矣原病式獨言火盛尅金水液衰少以致燥澁而未及母不榮子之義今并及之始悉治法宜壯水之主以制陽光則金無所尅养脾之精以滋肺液則金有所資养血潤燥斯獲全功矣

治燥藥方

地仙膏　治一切燥症蓋燥症乃由津液不足所致治宜益津液潤燥

山薬 若井涼五斤 杏仁 搗盛泥一斤

牛乳 井温三斤

山薬生洗搗汁渣不用三味合為一剤用新磁瓶盛貯封固瓶口重湯煮一晝夜毎以温酒化下三五匙日進三服

謹按用山薬補陰血液皮毛杏仁潤肺液皮膚中乳生津血以潤燥

四物湯 八物湯 六味地黄丸

瓊玉膏 治血虚皮膚枯燥及消渇等證

火熱詳論

火何自而起乎氣之不得其平者為之也五臟六腑皆有其氣氣得其平則榮衛冲和臟腑舒暢何火之有苟一經之氣失其常度故有冲逆搏擊乖隔成滯此火之所由以起也火在諸經或一經之自病或別經之見尅或一經之遺病或数經之合病然亦有虛火有實火有相火有燥火有濕火有鬱火有猛烈之火有無名之火皆不可不知者也常見忿怒生肝火憂慮生肺火焦思生心火思想無窮生腎火倦勞生脾火此五者皆本經之自病也本經自病則治在本

経尤防別経之相尅心火太過必尅肺金清肅之令
衰矣肺金太過必尅肝木発生之氣萎矣肝木太過
必尅脾土化生之源隳矣脾土太過必損腎水津液
之源涸矣腎水太過反助心火君主之官奪矣此五
者別経之相尅者也別経相尅則治在別経尤加究
本経之藥其二経之遺病何也如肺有火咳嗽日久
必遺熱於大腸則成泄瀉如脾有火則口渇口乾必
遺熱於胃則成脹滿如心有火炎灼日久必遺熱於
小腸則成小便淋秘如肝有火脇痛日久必遺熱于
脾則成汁溢而口苦如腎有火盗汗遺精必遺熱于

膀胱則成白濁淋瀝此則治在臟而腑病自消焉又
或有數經之合病端緒難尋攻伐未易此則當擇其
尤重者而切治之審其先發者而專攻之或上病而
下取之如目疾赤腫大痛用防風通聖倍硝黃以瀉
下焦之類是也或下病而上取之如下焦寒濕灸百
會穴以舉散下焦之寒是也此精微之理寓于其中
非深造者莫之悟也　火証有實火者焉心火爍灼胃
穴助之而元氣未損稟精未虧或曰醇醪之蘊熱或
因蘊熱之外侵目赤喉痛肺熱氣喘宜正治之所謂
治熱以寒者是也如黃連解毒白虎天水導赤左

金瀉白拯氣皆瀉實火當審經而選用之中病則止毋過劑以損真陽也有虛火者爲東垣云飲食所傷勞倦所損或氣高而喘身熱而煩或脉洪大而頭痛或口發渴而身熱症象白虎但脉虛而不長也以寒火治之立殞唯當以甘溫補其中熱甘寒以瀉其火則愈故立補中益氣湯以補之調中益氣湯以調之當歸活血湯以養之皆善又有相火者爲相火原無定位寄于肝腎二經之間乃下焦胞絡之火元氣之賊也相火一遇動便上肝膈入肺中循喉嚨燥舌本令人昇熱咳嗽咯血遺精肉削消此龍雷之火非芩連

枝子硝石所能治也如河間所謂養血益陰其熱自退丹溪所謂滋陰則火自降王氷所謂壯水之主以制陽光也此皆救本之治乃所以深治之也丈夫燥火者為燥火起於血衰血衰則榮衛澀滯臟腑不潤腸胃行遲大小便秘是時也芩連枝柏百劑無補必也其潤之乎急則治其標通幽湯八正散潤腸丸潤之于先緩則治其本四物湯桃仁麻仁郁李仁白砂蜜潤之於後庶幾血可生燥可澤而病可痊矣有濕火者為濕生乎熱熱生乎濕濕熱相生多成脹滿或痿與鼓從而生焉故有大便久秘及更衣則又溏甚

此何以故蓋熱在腸胃之外故秘濕在腸胃之中故溏此當用東垣勝濕湯重則苓連少加五苓并二妙香連斯温熱兼治之矣有猛烈之火丹溪所謂火盛不可驟用寒凉須以生甘草兼瀉兼緩蓋恐撲之而愈張抑之而愈揚惟和以養之則猖狂自定誠妙論也又有鬱火者焉鬱火抑遏於脾土之中東垣用升陽散火以汗之所謂火鬱發之者是也若真元虛真陰憊皆不可發矣慎之又有無名之火一蔟即不識以或狂言失志或直視轂鳴或手足瘛瘲或目閉無言或發數日而終者或一發便脫者或卧枕而近人

不及知者既無經絡之可尋又無脈症之可據白內經所謂暴病暴死皆屬於火者非是之謂與或問諸症皆數明其理而火症獨詳已然千言不置此何以故予曰江南之地惟火十居八九醫者視為泛常朦朧處治乖謬殊甚予經歷此症二十年故以所行實踐詳著此論以為後學引進云耳有志深造者自有素問難經在焉

治火熱方

左金丸　治肝火

黃連六兩　吳茱萸一兩或半兩

右為末水丸或蒸餅丸白湯下五十丸
謹按用黄連之寒勝火除熱佐呉茱萸之辛散鬱
為肝経引使

東垣瀉陰火升陽湯　治肌熱煩熱面赤食少喘咳
痰盛

羌活　甘草炙　黄芪　蒼朮各一両
升麻八銭　柴胡一両半　人参　黄芩各七銭
黄連酒炒半両　石膏半両秋深不用

右㕮咀每服一両或半両水煎此薬發脾胃火邪
又心膽肝肺膀胱薬也瀉陰火升發陽氣栄養気

血若也

謹按用蒼朮羌活以疎瘴濕芩連石膏以清熱人參黃芪甘草補中健脾升麻柴胡發陽氣上越

三黃丸　治男子婦人三焦積熱咽喉腫閉心膈煩燥小便赤澁大便秘結

黃連去蘆頭　黃芩去土　大黃煨各半兩

右為末煉蜜丸如梧子大每服四十九熱水吞下

謹按用黃芩瀉肺火黃連瀉心火大黃瀉胃火

大金花丸　治中外諸熱寢汗咬牙睡語驚悸溺血淋閉咳衄血瘦弱頭痛并骨蒸肺痿喘嗽去大黃

加梔子名曰梔子金花丸又曰既濟解毒丸

黄連　黄栢　黄芩　大黄各等分

自利去大黄加梔子右為末滴水丸如小豆大每服二三十丸新汲水下

謹按用黄連瀉心大黄栢瀉腎火黄芩瀉肺火大黄瀉腸胃火

神芎丸

治三焦積熱風痰壅滞頭目赤腫或生瘡瘍咽膈不利或腸胃結燥小便赤澁大便閉塞一切熱證

大黄生　黄芩各二兩　牽牛生　滑石各四兩

黄連　薄荷　川芎各半两

右為末滴水丸如梧子大每服五十丸温水食後下

凉膈散　治大人小兒臓腑積熱口舌生瘡痰實不利煩燥多渇腸胃秘澁便溺不利

連翹四錢四分　甘草　川大黄　朴硝各一錢

薄荷　黄芩　山梔子各一錢

右水二鍾竹葉七片蜜少許同煎一鍾食後服

犀角地黄湯　治風熱太甚眼赤目痛喉閉口瘡丹毒

防風通聖散　小柴胡湯　大柴胡湯　諸承氣湯

升陽散火湯

鬱症

愚按丹溪先生治病不出乎氣血痰三者故用藥之要有三氣用四君子湯血用四物湯痰用二陳湯又云久病屬鬱立治鬱之方曰越鞠丸蓋氣血痰三病多有兼鬱者或鬱久而生病或病久而生鬱或誤藥雜亂而成鬱故予每用此三方治病時以鬱法參之氣病兼鬱則用四君子加開鬱藥血痰病皆然故四法者治病用藥之太要也

内經曰木鬱達之謂吐之令其條達也瓜蒂散鹽湯探吐火鬱發之謂汗之令其踈散也升陽散火湯等

鬱奪之謂下之令無壅碍也三承氣湯備急丸金鬱泄之謂滲泄解表利小便也麻黄葛根湯小柴胡湯四苓散水鬱折之謂抑之制其衝逆也大補丸滋腎丸此治五鬱之大旨也丹溪曰氣血冲和百病不生一有拂鬱諸病生焉鬱有六氣濕血痰火食

氣鬱者其狀胸滿脇痛脉沉而澁治用二陳湯加香附撫芎蒼朮

濕鬱者周身走痛或關節痛遇陰寒則發脉沉而細緩頭重痛治用升陽除濕湯加白芷川芎蒼朮茯苓

血鬱者四肢無力能食便血脉沉澁而芤治用四物

湯加桃仁紅花青黛香附子
痰鬱者動則喘寸口脉沉而滑治用二陳加海石南星香附瓜蔞仁化痰丸
火鬱者目瞀小便赤澁脉沉而数治用二陳加梔子青黛香附蒼朮撫芎
食鬱者噯酸胸滿腹脹不能食左寸脉平和右寸脉緊盛治用二陳湯加香附蒼朮山查神曲保和丸
夫鬱者結聚而不發越之謂故治鬱者皆當以順氣為先消積次之通用越鞠丸六鬱湯諸鬱脉皆沉沉則為鬱但兼芤澁滑数緊緩之不同耳鬱在上則見

于寸鬱在中則見於關鬱在下則見於尺諸鬱藥春加防風夏加苦参秋冬加呉茱萸凡鬱在中焦以蒼朮撫芎開提其氣以升之假令食在氣上氣升則食自降也

治鬱方

越鞠丸　解諸鬱　又名芎朮丸

蒼朮　香附　撫芎　神麯

枝子炒各等分

右為末水丸如菉豆大每服五十丸温湯下

六鬱湯　治一切鬱痰夫鬱因氣滯不行鬱而成熱

熱而成濕濕鬱成痰

橘紅一錢　香附七分　撫芎一錢　砂仁七分

蒼朮一錢　半夏八分　梔子七分　甘草五分

赤茯苓一錢

加薑三片水鍾半煎八分溫服

謹按用橘紅香附撫芎砂仁等諸藥以行滞氣為本半夏豁痰用蒼朮茯苓理濕梔子清熱者爲標甘草以和藥性

痰症

痰者津液所結火煉成痰蓋無火之人津液四布滴入心分變化而赤則成血矣惟有火薰蒸則津液錬而成痰痰輕者治之火漸降痰漸消血漸生尤可安矣重者不生血而生痰勞病是也然痰症不同有濕痰有燥痰濕者燥之南星半夏蒼术枳實之類燥者潤之瓜蔞杏仁貝母天花粉海石海粉之類大法痰在上焦宜湧吐中焦宜解化下焦宜攻利當分虛實為急虛者可補如六君子湯通治氣虛生痰四物湯去地黄加貝母通治陰虛生痰實痰可攻如瓜蒂散吐

風痰益元散治酒痰熱痰保和丸攻食積痰神朮丸收痰飲是也滾痰丸化痰丸下諸痰從幽闕泄去唯寔人宜用虛者悞服立危外又有婦人鬱怒心火亢盛津液生痰不生血致肌燥不月要畧謂昔肥今瘦者痰也亦宜四物湯加開鬱清心順氣之劑稍兼化痰抱之治痰者必以健脾為主順氣為先蓋脾健則痰運氣順則痰行健脾補中用参苓白朮散八味丸是治其本也然須看痰與火熱急火盛先治火痰盛先治痰但不可虧損中氣致難收功丹溪云痰在脇下非白芥子不能達痰在四肢非竹瀝不能行脉浮

者當吐二陳湯管一身之痰咸至論也又曰治痰用
利藥過多致脾氣虛則痰易生而反多又曰虛弱人
中焦有痰胃氣亦賴所養不可盡攻盡攻則愈虛而
愈劇此又不可不知其他症變多端王隱君議論悉
併學者最宜詳玩
枳實瀉痰有冲墻倒壁之功黃芩治痰假其下火也
天花粉大能降膈上熱痰海粉熱痰能降濕痰能燥
頑痰能消所云痰火月久脉氣漸虛醫家用參芪以
助元氣脉愈虛澀甚至加促倦弱益甚此其故何哉
細思之脉屬于血氣以鼓之右脉字以血字在傍意

可想見今痰火日久血液漸衰火動陽旺陰氣將竭久用參芪則陽愈盛而陰愈虧脉遂或澁或促或微或代醫不察理專用補陽之劑危亡立待縱有延捱歲月終難收功明醫指掌痰症歌訣宜玩

治痰症方

二陳湯　一身之痰都管治痰要藥也欲下行加引下藥欲上行加引上藥

半夏　橘紅陳皮去白者是各五兩　白茯苓去皮三兩

甘草炙一兩半

右㕮咀每服四錢水二盞生薑七片煎至六分熱

服

謹按橘紅利氣爲君半夏豁痰爲臣茯苓滲濕爲

佐生草泄火爲使

導痰湯　治一切痰疾元戎云痰因氣鬱所致利氣

則痰自行

南星炮一両　橘紅去白一両　茯苓去皮一両　枳殻去穰麩炒一両

甘草炙半両　半夏一両薑製

右㕮咀每服五錢生薑五片水二鍾煎七分服

謹按此方用橘紅枳殻利氣爲本南星半夏豁痰

爲標茯苓滲濕生草泄火和藥

清氣化痰丸　清頭目涼膈化痰利氣

半夏薑泡七次二兩　陳皮去白　茯苓去皮各一兩半

薄荷葉　荊芥穗各五錢　黃芩酒浸炒

連翹　梔子仁　桔梗去蘆　甘草炙各一兩

右為末薑汁煎水打糊為丸如梧子大每服五十丸食後臨臥各一服如腸胃燥實加酒炒大黃芒硝各一兩

謹按此方即二陳湯與涼膈散相合是也蓋痰因火動故作胸膈痞滿頭目昏眩今同二陳以豁痰利氣涼膈以降火散風熱所病之不瘳哉

王隠君滚痰丸　括曰甑裏翻身甲掛金于今頭戴草堂深相逢二八求斤正硝煅青礞倍若沉十七两中零半两水丸梧子意常斟千般怪証如神効水瀉雙身却不任

大黄酒蒸　黄芩酒洗浄各八两　沉香半两

礞石一两捶碎焔硝一两用入小砂罐内及硝蓋之鉄線縛定塩泥固済晒乾火煅紅候峪冷取　一方加硃砂二两研為細末為衣

右為細末水丸梧子大每服四五十丸量虚実加減服茶清温水任下臨卧食後服

謹按用大黄黄芩為君大瀉陽明濕熱之薬礞石

以壅痰沉香則引諸氣上而至天下而至泉為使也

參蘇飲　治外感風寒痰飲停積胸膈咳嗽氣促言語不能相續者

平胃散　治有濕痰倦怠軟弱嗜臥沉困無力

五苓散　治臍下有悸停飲癲眩吐涎沫

金匱腎氣丸（即六味地黃丸）　治腎氣有飲故用此藥補腎逐水

六君子湯　治脾虛不進飲食嘔吐痰水

咳嗽痰

内經曰秋傷於濕冬必咳嗽河澗曰咳謂無痰而有聲肺氣傷而不清也嗽謂無聲而有痰脾濕動而生痰也咳嗽謂有聲而有痰蓋因傷於肺氣動於脾濕咳而為嗽也然嗽痰不同有因風寒暑濕之邪傷肺而嗽者此外因也必顯痰於外鼻塞聲重惡寒是也治法因風寒嗽者三拗湯加知母脈浮大有熱加黄芩生薑喘嗽遇冬則發此寒包熱也解表則熱自除感冷則嗽者膈上有痰二陳湯加枳殻黄芩桔梗蒼朮麻黄木通生薑有火爇於肺而嗽者有聲無痰面

亦是也俗名爲乾咳嗽難愈治法夏月火炎上嗽最重宜用芩連梔子上半日嗽多胃中有火知母石膏湯降之午後嗽多者屬陰虛火盛四物湯加知母黄栢麥冬五味黄昏嗽多者火氣浮於肺不宜用涼劑五味五倍斂而降之早晨嗽多者此胃中有食積至此時火氣流入肺中宜知母地骨皮降之有濕痰嗽者嗽動便有痰聲痰出嗽止是也治法用二陳湯加南星貝母竹瀝海粉海石青黛瓜蔞仁痰因火動逆上作嗽者先治火宜芩連梔栢後治痰用前藥通用清氣化痰尾有陰虛而嗽者其氣自下而上多重於

夜分是也治宜四物合二陳順而下之加炒梔栢猶
佳有勞嗽者盜汗出兼痰多作寒熱乾咳嗽啞痰中
有血絲紅點是也治法主補陰清金四物湯咳而痰
中帶紅點者四物湯加知栢五味人參麥冬桑皮地
骨皮陰虛勞嗽通用百部款冬紫菀百合沙參麥冬
五味知栢芩芍生地內熱骨蒸加丹皮地骨皮又有
肺脹嗽者動則喘氣急息重是也肺因火傷遂成鬱
遏脹滿治主收斂用訶子為君佐以海粉香附青黛
杏仁之類咳嗽左不得眠者肝脹宜小柴胡湯加青
皮白芍芎歸入嗽藥右不得眠者肺脹宜桔梗枳殻

不萎黃芩甘草少入青皮白芍以上二症皆难治嗽而腸痛者宜用青皮踈肝氣有因久嗽成肺癰肺痿者則雲門中府作痛吐咯膿血臭穢不可近是也治癰用丹溪桔梗湯治痿宜養血養氣養肺清金用丹溪海藏紫菀散知母茯苓湯大抵咳嗽有痰居多故治嗽者當以治痰為先治痰者必以順氣為主故以南星半夏勝其痰而嗽自愈枳殼橘紅利其氣而痰飲自除凡諸嗽須分新久用藥如肺虚受嗽加五味款冬紫菀兜鈴之類補之若肺實有火邪者宜桑白皮花粉片芩杏仁桔梗枳殼之類瀉之夏月嗽而發

熱者謂之熱嗽小柴胡湯加石膏知母冬月嗽而發
寒熱者謂之寒嗽小青龍加杏仁凡嗽春是春升之
氣夏是火炎於上秋是濕熱傷肺冬是風寒外束用
藥發散之後必以半夏等藥逐去其痰庶不再作外
傷寒有水結胸嗽者宜小青龍小半夏茯苓湯
嗽脉宜浮滑忌弦數細澁
一傷風寒咳嗽七日内必大嗽七日後必生清痰匕
稠吐出則咳方愈的係風寒方可用三拗湯加桔梗
紫蘇
一産婦傷風咳嗽治宜驅風散邪帶表四物湯如風

邪未盡即行大補久久成勞難治

一勞嗽上嗽下瀉用嗽藥嗽止則瀉甚服香連丸則瀉止復嗽肺與大腸為表裏此臟腑俱病不可兼治者死

一久嗽肉脱者用嗽藥多不效補中健脾則嗽止此虛則補其母以脾主肌肉病有本而標之意也然病多不效經曰大肉已脱九候雖調猶死是也

一新嗽易愈久嗽難愈所以難愈者由病邪傳變而入深也

一陰虛火動發而為喉痺音啞者不治

嗽而發熱不止者難治

嗽而大便泄者難治

一肺癰作痛肺痿不作痛痿病而癰稍輕也俱難治

治咳嗽方

五拗散　治風寒咳嗽肺氣喘急

麻黄不去節　杏仁不去皮　甘草生用　荊芥穗

桔梗各一錢二分

右㕮咀生薑三片同煎溫服咽痛甚者煎熱後加朴硝少許　一方去桔梗荊芥用半夏枳實等分

主方

杏仁去皮尖　白茯苓各一錢　橘紅七分
五味子　桔梗　甘草各五分　半夏一錢
右㕮咀生薑三片水煎溫服
局方款冬花散　治肺受火邪咳嗽發熱
杏仁七分　桑白皮七分　款冬花一錢　阿膠一錢
半夏七分　貝母一錢　知母一錢　甘草五分
加薑三片水煎溫服
謹按用杏仁桑皮泄肺火款冬阿膠潤肺止嗽半
夏貝母豁痰知母清熱生草泄火和藥
瓊玉膏　治乾咳嗽者

生地黄四斤　白茯苓十三两

人参六两　白蜜二斤

右以地黄搗汁以参苓為末拌入蜜汁用甆貯以紙箬包其口用桑柴火蒸煑三晝夜取出再換蠟紙包封十数重沉井底一晝夜取起再如前蒸煑一日白湯點服須於雞犬不聞處製之

小柴胡湯　治咳嗽寒熱往来

四物湯　治陰虚咳嗽

六味地黄丸　治腎血移熱於肺咳嗽

二陳湯　治痰咳嗽

敗毒散　治傷寒發熱咳嗽頭痛

參蘇飲　治上膈有熱咳嗽聲重

金沸草散　治感冒寒邪鼻塞聲重咳嗽不已

小青龍湯　治感寒咳嗽喘息不得睡臥及治傷寒表證不解心下有水氣乾嘔發熱咳嗽氣喘

哮喘症　附短氣

肺為五臟華蓋主持諸氣肺氣受傷呼吸之息不得宣通斯哮喘之病生焉哮以聲響言喘以氣息言喘促喉中如水雞聲者謂之哮氣促而連續不能以息者謂之喘喘症有虛有實未有不由痰火內鬱風寒外束而致之者風寒外束而喘者此外感有餘之症脉多浮大藥宜解表而喘自除九味羌活湯加減有風痰上逆作喘者喘動便有痰聲脉多浮滑治先降氣氣降則痰自清二陳湯加痰藥有火炎上而喘者乍進乍退得食即減食已則發此胃中有實火膈上

有稠痰有餘之喘也脉洪数疾二陳湯加芩連梔子不可作胃虚妄投燥熱藥有陰虚者自臍下火起上逆而喘脉弦数細四物湯加知栢黄芩有氣上逆而喘者蘇子降氣湯氣虚及病久者脉軟弱無力宜補中益氣六君子湯或五味子湯加白术或生脉散加阿膠氣寔同服補藥而喘者三拗湯有水逆作喘者脉沉濇宜小青龍半夏湯但氣虚發喘者必自汗出陰虚發喘者疾行則喘甚静坐則喘息此秘驗也凡人喘未發時以扶正氣為主已發以攻邪為主哮病專主于痰寔者宜用吐法亦有虚而不可吐者治哮

必使薄滋味不可純用寒凉藥必兼散表用青州白丸子有効

外有短氣不足者以息似喘但有虛有寔不可作喘治虛者六君子加五味麥冬寔者痰氣阻碍導痰湯腎氣不能摂精者補腎丸金匱要畧云短氣不足以息者寔也此言痰寔内經曰言而微終日復言者此氣奪也是主虛言

凡喘病上喘下泄者死　上喘而小便利者死

兩寸脉下陥者死

喘病危篤鼻出冷氣者此肺絶也死

汗出如油喘而不休此六陽氣脱也死

治哮喘方

又方　治寒包熱而作痰喘法當散外寒清内熱

半夏薑製　枳殻炒　桔梗　片苓炒

紫蘇　麻黄　杏仁去皮尖　甘草

右水煎服　天寒加桂枝

謹按用麻黄發表寒黄芩清内熱枳殻桔梗蘇利滞氣助半夏豁痰杏仁降氣定喘甘草瀉火和藥

蘇子降氣湯　治虚陽上攻喘促咳嗽

二陳湯　治風痰上逆作喘

導痰湯　治風痰壅盛作喘

四物湯　治陰虚火動上逆而喘脉弦細數

六君子湯　治氣虚痰喘

瘧疾

瘧者虐也寒熱令人難當故以瘧名内經曰瘧之始發也陽氣并於陰則陽虚而陰盛外無氣故先寒慄也陰氣逆極則復出之陽陽與陰復并於外則陰虚而陽實故先熱而後渴又曰衛氣者晝行於陽夜行於陰邪氣得陽而外出得陰而内薄内外相搏是以日作其間日而作者其邪氣之舍深内薄於陰陽氣獨發陰邪内着陰與陽争不得出是以間日而作也故先傷於寒後傷於風則先寒而後熱名曰寒瘧先傷於風後傷於寒則先熱而後寒名曰温瘧其但

熱而不寒者陰氣先絶陽氣獨發則少氣煩寃手足熱而欲嘔名曰癉瘧此内經言得瘧之由臨發之故然此特指風寒二瘧言之後世嗜慾日滋故于風寒之外又有暑瘧有痰瘧有熱瘧有食瘧有虚瘧有濕瘧有痎瘧有牝瘧暑瘧者脉虚身熱面垢背悪寒多汗清暑益氣湯人參香薷飲天水散痰瘧者發時便見痰敦或咳嗽或湧喘二陳湯四獸飲加黄芩柴胡貝母蘇子等藥熱瘧者熱而不寒煩渴煩飲煩燥如狂黄連解毒三黄石膏小柴胡去人參加白虎湯食瘧者見食即悪中焦欝悶不舒必從飲食得來橘半

枳朮丸大安丸或大安丸作湯加人參黄芩柴胡宜
當虛瘧者怠惰嗜臥不喜食嘔吐自汗補中益氣倍
柴胡調中益氣倍白朮濕瘧者寒熱身重骨節煩疼
腫滿自汗善嘔因汗出後浴濕舍皮膚羌活勝濕湯
羌活蒼朮柴胡五苓散痎瘧者老瘧也或經數月或
歷數年或氣血大虛或痰飲阻隔或瘧母痞塊虛者
補之痰者化之痞塊者鱉甲散加補藥以消之牝瘧
者寒多不熱但慘戚振慄病以時作此則多感陰濕
陽不能制陰也河間蒼朮湯漿水散主之其先寒後
熱者則用加減清脾飲先熱後寒者則用柴胡加減

桂薑湯痹癰者即熱癰也治亦同此法其前癉疮有夜發及薄暮發者此病在陰分宜用血藥漸匕遺到陽分然後愈丹溪六無汗要有汗散邪為主帶補有汗要無汗扶正氣為主帶散瘧渴用生地麥冬花粉牛膝知栢乾葛生甘草甚則加石膏一錢又曰痎瘧三日一發陰經受病也其病難愈必先與參朮陳皮白芍等劑佐以本經引用之藥若得汗而體虚必須重補俟汗通身過委中方是佳兆東垣曰夏月天氣上行秋月天氣下行治者當順天道如先寒後熱太陽陽明合病白虎加桂也此天氣上行宜用之若天氣

下行則不至空瀉腑空瀉命門相火則可矣二公之言至理存焉學者宜詳味之

瘧疾附別

瘧疾先熱後寒者何也瘧之寒熱皆由冬月外中風寒邪氣淪於肌膚藏於骨髓至夏秋暑熱胸髓燒灼腠理開道邪氣因汗而出出則陰虛陽盛故大熱也邪氣復入則陽虛陰實故大寒也其先寒後熱者何也邪氣搏於陰中榮氣虛則衛氣入衛氣入則腠理空疎陽陷陰中故肌肉爲之先寒也邪正交爭則體戰慄而寒熱邪終不勝正故衛氣挾榮氣邪氣復居

腠理陰從陽出由是湿淆而成太熱也然則三氣各合其位俄然汗出而瘧解矣即亢則害承迺制之義也其癉瘧但熱而不寒者原感邪氣藏於皮膚分肉之間内不入於陰中陽氣獨發故也痎瘧者榮衛俱病中氣極虛故難愈瘧疾一日一發二三日一發者平人衛氣晝行陽二十五度夜行陰二十五度受邪輕則正氣未虛而行稍緩日與邪氣會遇遇則作矣受邪甚則正氣傷沾而行遲二三日始得一會故間日發也一發即汗出為中虛宜補益發散終日猶無汗為邪實宜解表

似瘧數疟

似瘧數疟虛損癆瘵毎日午後惡寒發熱至晚所得微汗而解脉必虛濡而数不大弦為辨耳治之宜滋陰藥傷寒太陽病八九日如瘧状陽明日晡發熱似瘧少陽病往来寒熱似瘧婦人熱入血室其血結寒熱如瘧傷食脚氣皆發寒熱似瘧各隨本經病治不可槩同瘧醫戴氏曰寒熱發作有期者瘧也無期者謂疟也學者不可不辨此外又有氣血两虛疟其初發作似瘧初間隔二三月一發漸二日一發一日一發劇則一日二三發此病方書不載亦無治法病者

多不救惟内經上列之

治瘧方

清脾飲　治癉瘧脈來弦數但熱不寒或熱多寒少

口苦咽熱小便赤澁

青皮去白　厚朴薑製　白朮　半夏湯洗七次

黄芩　草菓仁　柴胡去苗　茯苓去皮

甘草炙各等分

右㕮咀毎服四錢水盞半薑五片煎七分温服不

拘時

謹按用柴胡青皮抑肝兼助厚朴踈滯白朮茯苓

草菓和脾胃半夏豁痰黄芩清熱甘草和藥

截瘧方

草菓一錢　柴胡一錢　知母一錢　檳榔八分

常山一錢　貝母一錢

右水酒各七分煎中露一宿臨發日先服

謹按用草菓温脾胃柴胡知母清熱檳榔破滯氣常山貝母以豁痰

又方　治瘧母之症夫瘧母由鬱積而成法當消宿積痰鬱滞

青皮一两　香附二两　俱麴一两　麥芽一两半

三稜七錢 莪朮八錢 海粉一兩 紅花一兩
梔仁八錢 鱉甲一兩醋炙

共爲末。神麯糊丸如梧子大。每白湯下五十丸。

謹按、用青皮香附以踈鬱滯、三稜莪朮以消積、海粉鹹以豁痰、神麯麥芽等化食、桃仁紅花行瘀血、助鱉甲以消癥瘕、兼清蒸熱。

黃連香薷飲 治伏暑鼓脹、煩渴、獨熱無寒者名曰癉瘧。

小柴胡湯 治瘧疾初發熱多寒少、但或單熱、頭疼口乾、胸滿者。截瘧加常山猶妙。

參蘇飲　治發瘧熱多寒少無咳嗽者

補中益氣湯　治瘧疾經年不愈者名曰痎瘧或虐瘧怠惰嗜臥不喜飲食

人參白虎湯　治渇而飲冷煩燥如狂

二陳湯　治痰瘧發時便見痰敎咳嗽湧喘

柴苓湯　治瘧初起和解表裏兼利小便

十全大補湯　治瘧後氣血兩虛

新刻醫學入門銜要卷之三

鑑金之甫　新安洪正立編錄

晉巽上官鉉玉之甫鑒定　雲林龔廷賢原輯

鉝三立甫　芝城陶啟瀚校正

霍亂症

霍者揮霍眩暈亂者心神撩亂其症外有所感内有所傷陰陽乖隔以致心腹疼痛嘔吐下利增寒壯熱頭疼眩暈治法當分寒熱在渴與不渴辨之渴而多飲水者此熱與暑者也治宜五苓益元香薷桂枝苷露飲不渴不飲水冬月感寒及夏月多食生冷瓜菓者

此寒也治宜理中丸甚者加附子內傷與外感增寒壯熱者治宜五積散夾暴食者治宜二陳湯下保和丸邪在上焦則吐邪在下焦則瀉邪在中焦則吐瀉兼作此濕霍亂易治以所傷之物盡出故也乾霍亂者欲吐不得吐欲瀉不得瀉心腹疼痛所傷之物不得出壅閟正氣乖隔陰陽其死甚速急用吐法救之治霍亂通用六和湯霍香正氣散轉筋屬血熱四物加酒芩紅花蒼朮木瓜南星若轉筋入腹及遍身轉筋者不治上吐下利燥擾煩亂者方可謂之霍亂若止嘔吐而利不煩亂者經止謂吐利非霍亂也霍亂

慎勿與穀食雖米湯一呷下咽即死必待吐瀉止過半日飢甚方可與稀粥少食以漸將息

治霍亂方

藿香正氣湯　治四時感冒頭疼憎寒壯熱及風濕併霍亂吐瀉山嵐瘴氣等症

藿香三錢　白朮炒　厚朴姜湯炒　茯苓

紫蘇　半夏製　大腹皮淨洗

桔梗　陳皮去白　甘草炙　白芷各一錢

水二鍾薑三片煎八分食遠服

謹按用大腹皮助脾胃散氣寬中厚朴橘紅消痰

理氣茯苓白朮炙草補中白芷散陽風熱止頭痛
半夏降逆氣燥痰涎桔梗爲諸藥舟楫紫蘇下
氣散寒藿香和脾胃以辟惡氣而止嘔吐

不換金正氣散　治霍亂轉筋嘔吐泄瀉頭疼

厚朴薑製　陳皮去白　半夏姜製　甘草炙
藿香去梗　蒼朮製

加薑三片水煎温服

二陳湯加解散藥

二陳湯加　川芎　蒼朮
防風　白芷又云白朮

右剉薑五片煎服

回生散　治中氣不足吐瀉霍亂

陳皮去白　藿香各五錢

爲末薑湯調下

香薷飲

六和湯　治夏月飲食後六腑不和霍亂轉筋

四物湯

理中湯　治寒犯太陰腹痛吐瀉霍亂寒多不飲水者

五苓散　治霍亂吐瀉煩渴飲水者陽邪也

泄瀉症

按人之身賁門爲胃上口水穀自此入於胃幽門爲胃下口水穀滓穢自此入於小腸小腸一十六折水穀頼以緩行闌門爲小腸下口水穀自此泌別分穢爲濁入大腸分水爲清入膀胱若水穢不分清濁不別則皆入大腸而成泄瀉此泄瀉之由也經云濕勝則濡泄又曰暴注下迫皆屬於熱又曰諸病水液澄徹清冷皆屬於寒又有夏月受暑而爲暑瀉者亦熱之類也戴云凡瀉水腹不痛者濕也完穀不化者氣虚也腹痛瀉水腸鳴痛一陣瀉一陣者火也或

瀉或不瀉或多或少者痰也腹痛甚而瀉瀉後痛減者食也泄瀉亦是急症但暴瀉為輕久瀉為重暴瀉元氣未衰濕者散之羌活勝濕湯五苓散火者清之香連丸清六丸寒者溫之理中丸或加附子虛者寔之錢氏白朮散參苓白朮散痰者化之清氣化痰丸食者消之保和丸枳寔導滯丸辨之精治之當其效亦見故暴瀉為輕也若夫久瀉上亡津液下損脾胃補之則熱增瀉之則脹劇分利則虛甚甚則成脾泄五更定泄發泄衰老羸弱之人多致不救故久瀉為重也遇斯病者須急治之凡治瀉多用丸藥並用散

以貫脾土寔則脈制水故也　泄瀉脈緩微小者生浮大急疾者死與利同看

治泄瀉方

一老人奉養大過飲食傷脾常常泄瀉亦是脾泄

黄芩炒半兩　白朮炒二兩　白芍酒炒　半夏泡各半兩

神麯炒　山查炒各一兩半

右為末青荷葉包飯燒熱研丸如梧子大食前白湯下

治洞泄

白朮炒三兩　芍藥炒二兩　陳皮炒一兩半　防風二兩

久瀉加升麻六錢

右剉分八貼水煎或丸服

胃苓湯　治感冒夾食泄瀉煩渴即平胃散五苓散

相合

蒼朮八分陳皮八分厚朴薑製七分甘草三分

白朮一錢茯苓八分猪苓八分澤瀉七分

桂五分

右剉水煎如作末藥湯服亦可

謹按蒼朮厚朴陳皮甘草所以燥濕白朮茯苓猪

苓澤瀉桂所以利濕而止瀉

二神丸

破故紙炒四両　肉荳蔲生二両

右為末以大肥棗四十九箇生薑四両切同煮棗爛去薑取棗肉研膏入藥和丸梧子大每五十丸塩湯下

益元散　治泄瀉或吐嘔

右以六一散生薑汁湯調服

六和湯　治脾胃不調氣不升降嘔吐或致泄瀉寒熱交作小便赤澁

升陽除濕湯　治脾胃虛弱不思飲食腸鳴腹痛泄

瀉無度小便黃色四肢困弱

錢氏白朮散　治脾胃氣虛或吐或瀉

參苓白朮散　治病後脾胃氣虛飲食不進以致泄

瀉

香連丸　治熱瀉糞色赤黃肛門焦痛糞出穀道猶

如湯洗煩渴小便不利宜五苓散吞此丸

補中益氣湯　治脾胃虛弱中氣下陷泄瀉發熱自

汗

理中湯　治寒泄

五苓散　治暑泄小便不利

木香檳榔丸　治食積泄瀉

藿香正氣散　治感湿泄瀉

四君子湯　治脾虚泄瀉

白朮芍薬湯　治太陰脾經受湿水泄注下躰重腹満困弱無力不欲飲食暴泄無數水穀不化

痢疾

痢者利也積滯暴下莫能止息邪熱上中莫能流通老幼虛弱之人多致不救亦危重矣内經曰腸澼便血身熱則死身寒則生腸澼下白沫脉沉則死脉浮則生脉絶又曰沉小流連者生洪大急疾者死仲景治痢十法令條其大要言之凡痢脉大者爲未止脉微弱小數者令自愈微熱而有渇脉弱而有汗者令自愈脉滑而數者有宿食也當下之下利腹堅者當下之下利讝語有燥屎者當下之下後心中堅痛者當温之下利脉遲緊痛未止者當温之其至重者手

足厥冷無脉灸之不温脉不還反微喘者死故金匱要畧云六府氣絶於外者為手足寒五藏絶於内者為下利不禁劉河間曰痢疾行血則便膿自愈調氣則後重自除自兩言為治痢之要旨機要亦曰後重則宜下腹痛則宜和身重則除濕脉弦則去風膿血稠粘以重藥竭之身冷自汗以熱藥温之風邪外束宜汗之鶩溏為痢宜温之小便澁者分利之盛者和之去者送之過者止之丹溪曰痢疾須分表裏在表者必惡寒發熱身首俱痛宜以小柴胡去人参加黄芩白芍和之在裏者必後重窘迫腹痛急墜宜承氣

湯下之亦當審虛實腹痛者由肺金之氣鬱在大腸
之間以苦梗開之下痢血痢久不愈者屬陰虛四物
湯為主大孔痛一曰清之一曰溫之久病身冷脉沉
小者宜溫之暴病身熱脉浮洪者宜清之先水瀉後
膿血此脾傳腎賊邪難愈先膿血後水瀉此腎傳脾
微邪易愈倦怠嗜卧食飲少進宜參歸陳术等藥補
之虛由而利自止氣行血和積少但虛坐努責在亡
血以當歸身尾為君白芍生地桃仁佐之陳皮和之
血生自安此丹溪治利十法名言深有益於蒼生者
學者須詳究而善用之戴氏曰痢雖有赤白二色終

無寒熱之分通作濕熱處治但分新舊虛實與赤白帶同治予觀利疾大抵由食積火熱爲多其次暑濕其次風寒其次七情内傷善治者須求其因而爲之辨別區治禁口痢有二症虛與熱是也熱塞胃口正氣衰敗莫能與爭故滴水不進古人有用人參三錢酒炒川連三錢酒炒石連肉一錢頻頻少飲飲而或吐又少飲之若得些需入胃胃氣即回而食少進矣愚為熱症則川連當用四錢人參當用二錢虛症則人參當用四錢川連當用二錢蓋變通之道也此症亦有人參不能用一分者以陰大虛而邪陽大盛也

故身熱脈大又云熱不為下衰皆反之也其不治症
唇紅若塗硃者口瘡綻裂脈洪急搏手者身大熱久
不退者下如魚腦者下如陳腐色者下如屋漏水者
下如紅莧汁者下純血者大孔如竹筒者喘而不休
大汗不止者脈不回身不溫者四肢厥冷者皆不救
也大孔痛者熱流於下也暴病身熱脈大無汗元氣
未衰也當清之久病身冷脈微有汗元氣已衰也當
溫之清用芩連梔栢選用之加四物並行氣藥溫用
薑桂苓朮當歸等虛甚者加人參附子酌而用之暴
病當下如虛弱不堪重劑宜用五苓祛其火暴之性

或木香檳榔丸香連丸少加大黃丸隨其虛實而用之脫肛亦分久暴暴者芩連四物加升提藥久而氣虛者宜八物湯加粟殼訶子數分其外法用陳壁土加酸石榴皮明礬少許濃煎湯先薰後洗再用川五倍子炒研爲極細末敷肛上托而上之一日二三日無妨久痢不愈當觀氣虛血虛并內有流連之熱或有穢血之停審而辨之氣虛四君子少加歸芍等血虛四物少加參术粟殼訶子等審無熱加肉蔻其流連之熱用二八丹穢血用四物加桃仁紅花乳香沒藥不可一途而治又久痢發熱不止者屬陰虛用寒

凉藥必兼升藥温藥始痢宜下久痢宜補血如傷寒
二陽合病皆下利其治又不同太陽陽明合病自下
利者宜發汗太陽少陽合病自下利者宜和解陽明
少陽合病自下利者宜攻裏

治痢方

導氣湯　治下痢膿血裏急後重日夜無度

白芍半两　川歸半两　大黄二錢半　黄連一錢

黄芩二錢半　木香　檳榔各一錢

右㕮咀每一两水二鍾煎至七分温服

謹按用芩連大黄等諸苦寒以清腸胃中濕熱爲

本佐歸芍調血木香檳榔導氣二者爲標

芍藥湯　治濕熱壅鬱氣血不得宣通下痢膿血裏急後重行血則便膿自愈調氣則後重自除

芍藥一两　當歸　黄連　黄芩各半两

桂心二两伍分　甘草二錢　木香二錢　檳榔三錢

大黄二錢

右㕮咀每服半两水二鍾煎至一鍾去渣温服如痢不減漸加大黄如臓毒加黄栢半两

謹按用芩連之苦寒以清濕熱木香檳榔之辛温以行滞氣白芍歸尾活血養血大黄下濕熱之鬱

積桂心通和榮衛甘草緩中和藥

黄芩芍藥湯 治泄痢腹痛或後重身熱久不愈脉洪數及下痢膿血稠粘

黄芩一两 芍藥一两 甘草五钱

右㕮咀水煎温服

謹按用黄芩清熱白芍益陰以止腹痛甘草緩中和藥

錢氏白术散 治氣血俱虚神弱之人或濕或痢或吐

白术 人參 白茯苓 木香

甘草　藿香各一两　乾薑半两

右㕮咀水煎食後温服

謹按用人参白术茯苓甘草等補中益氣以止痢木香調氣藿香乾薑温胃以止嘔

香連丸　治冷熱不調下痢赤白膿血相雜裏急後重

黄連去蘆二十四两用呉茱萸十两同浸炒令赤色去茱萸不用

木香四两八錢不見火　治噤口痢加石蓮肉八两

右為末醋糊丸如梧子大毎或空心食前米湯下五十丸

謹按用黃連之苦寒勝濕熱為君木香之苦辛疎
滯散鬱為臣
噤口痢
石蓮肉 月乾
右為末每服二錢陳倉米調下便覺思食仍以日
照東方壁土炒真橘皮為末薑棗略煎佐之
戴人木香檳榔丸 治痢疾裏急後重蕪開胸膈進
飲食破滯氣散内熱初起宜用
敗毒散加石連肉 治下痢熱毒不進飲食外感表
熱裏虛者

保和丸　治脾虛囙積作後重者不可下用此消導

三承氣湯　治痢初作欲行不行此乃通因通用之

法

益元散　治下痢小便赤澁

黃連香薷飲　治感受暑熱成痢

胃苓湯　防風芍藥湯　四君子湯

十全大補湯　治久痢已愈氣血兩虛

桃仁承氣湯　治痢疾初起質實者若初間失下反

用囙澁之藥以致邪熱内蓄血不得行腹痛欲死

真人養藏湯　治下痢已久赤白已盡虛寒脫肛

嘔吐症

有聲有物謂之嘔有物無聲謂之吐嘔吐俱屬於胃治法當分上中下三焦上焦在胃口吐者皆從於氣其脉浮而洪其症食已即吐渴欲飲水大便燥結氣上沖胸而作痛治當降氣和中用和中桔梗湯中焦在中脘吐者皆從於積食與氣相假爲積而痛其脉浮而長其證或先痛而後吐或先吐而後痛治法當用毒藥去其積木香檳榔行其氣用保和丸下焦在臍下吐者皆從於寒其脉沉而遲其證朝食暮吐暮食朝吐小便清利大便秘而不通治法當通其秘塞

温其寒氣令大便漸通復以中焦藥和之温劑如呉茰乾薑白果砂仁之類外有胃熱胃寒胃虚痰氣之不同胃熱吐者得食即吐脈数或緊口苦舌乾煩燥由於火氣上炎二陳湯加薑炒芩連胃寒吐者脈弦而遅逆冷不食大小便自利二陳加丁香砂仁生薑胃虚吐者久病氣虚胃氣衰弱脈微聞穀食即嘔噦六君子加藿香厚朴痰氣吐者清痰留飲欝滞上中二焦二陳加竹瀝薑汁枳實嘔吐通用大小半夏茯苓湯

傷寒凡見嘔噦切不可用承氣以逆之故也

有聲無物謂之噦少陽主之也以少陽多氣少血之經也

有物無聲謂之吐太陽主之也以太陽多血少氣之經也

有聲有物謂之嘔陽明主之也以陽明多血多氣之經也

治嘔吐方

大藿香散　治七情傷感氣鬱於中變成嘔吐或作寒熱眩暈痞滿不進飲食

藿香葉洗去土　半夏　白术

人参去蘆 木香不見火各一两 枇杷葉去毛

茯苓去皮 桔梗去蘆 橘皮 甘草炙各半两

右為末每服五銭水一盞薑五片棗一枚煎六分

温服

濟生竹茹湯 治熱嘔或因飲酒過度而嘔者

葛根 半夏湯泡七次各二两 甘草炙一两

右㕮咀每四銭水一盞入竹茹一小塊薑五片煎

服

小柴胡加竹茹湯 治發熱而嘔

柴胡二銭半 半夏湯先一銭 黄芩 人参

甘草炙各七分半　竹茹一塊　橘皮一錢

右㕮咀水一盞生薑七片煎六分温服

加味理中湯　治胃感寒嘔吐不止

人參　白朮　乾薑炮　甘草炙各一錢

丁香十粒

右㕮咀生薑十片水煎服

謹按用人參白朮炙草諸甘温以補中乾薑丁香諸辛熱以散寒生薑散逆氣以止嘔吐

三一承氣湯　治嘔吐水漿不入食即吐大便秘或利而不鬆快時覺腹痛滿者或下利赤白而嘔吐

食不下者或大小腸膀胱結而不通上為嘔吐隔
飽煎熱入硝細細啜服
香薷飲　治伏暑而嘔
六君子湯　治久病胃虛聞穀氣而嘔
藿香養胃湯　治嘔吐不止

膈噎症

内經曰三陽結謂之膈以大小腸膀胱熱結也小腸熱結則血脉燥大腸熱結則不能圊膀胱熱結則津液涸三陽既結則前後閉塞下既不通必反而上行此膈噎之病所由作也先哲論膈噎反胃大率由於血液俱耗胃脘枯槁分上中下三焦或咽喉窒塞水飲可下食不能下其槁在吸門或食稍下則胃脘當心而痛須臾吐出其槁在賁門此上焦之噎也名之曰噎其或食物可下良久復出其槁在幽門此中焦之膈也名之曰膈其或朝食暮吐暮食朝吐其槁在

闌門大小腸之關此下焦之關也名之曰反胃然名
雖不同病出一體原其得病之由丹溪曰有氣虛有
血虛有熱有痰少壯者多是痰火七情拂鬱及大怒
肝火沖逆而成者年高者必是血液乾槁乃千古不
易之確論也氣虛脉緩而無力四君子血虛脉數而
無力四物并加行痰順氣潤燥之劑痰者寸關脉必
沉而滑或伏而大二陳加竹瀝薑汁拂鬱惱怒氣結
滯者寸關脉沉而濇或緊宜用開導之劑桔梗和中
七氣湯進所謂朝食暮吐暮食朝吐者此由胃能容
受脾不能傳送或下竅不通逆而上行故也宜潤腸

允通利大便大法通用童便韭汁竹瀝薑汁牛羊乳
薄滋味不可聽局方槩用香燥熱藥丹溪專以牛羊
乳養血潤燥為主竹瀝童便韭汁為佐有至理存焉
醫案宜玩
張雞峯曰噎是神思間病惟內觀自養可以治之此
言深中病情
膈有五　憂　恚　氣　寒　熱
噎有五　氣　憂　勞　食　思
膈噎不治症
糞如羊屎者不治　年高者不治

氣血俱虛者則口中多出沫沫大出者必死不治

治膈噎方

病機和中桔梗湯　治上焦氣鬱不舒上冲嘔逆不

下脉浮而洪治宜健脾散鬱而吐自愈食自下

白术三錢　茯苓一錢　桔梗七分　半夏六分

陳皮二錢　枳寔八分　厚朴一錢

水鍾半煎一鍾調木香末一錢

謹按用白术茯苓健脾桔梗作舟楫以載藥半夏

橘紅枳實厚朴等以散上焦之鬱氣

大便燥硬食不盡下用大承氣去硝服之微利爲

度再將前藥補之

瓜蔞實丸　治痰噎膈

瓜蔞實　枳殼　製半夏　桔梗

薑汁

共為末薑汁糊為丸每蜜糖湯下五七十丸

謹按用桔梗利氣瓜蔞半夏豁痰

右金丸　治火膈噎

食鬱越鞠丸　治食噎膈

深師七氣湯　治氣噎膈

四君子湯　治氣虛者脉緩無力

共参支[illegible]斤

四物湯　治血虚者脉数無力

二陳湯　治痰脉沉而滑挾滞氣者寸関脉沉而濇

以此方佐以薑汁韭汁童便竹瀝

八珍湯　治氣血俱虚

參苓白术散　治脾胃虚弱噎食不下嘔吐瀉泄

六味地黄丸　治陰火上炎大便燥結

⿰飠乞逆症

内經曰歲金太過欬逆金鬱亦發欬逆活人書及千金方明理論皆以噦即欬逆殊不知噦者聲大而遠可聞⿰飠乞逆者聲短而近方聞噦者出欬也噦出其氣噦聲盡然後吸⿰飠乞逆者入欬也氣抑不出吸欬盡然後呼也況噦出於胃而逆由於肺惡可比而同之乎故易老云火熱奔急上行而肺金不納致欬不盡出東垣以少陽多氣少血故乾嘔爲噦二公言噦言⿰飠乞甚明何惑之有丹溪曰諸逆冲上皆屬於火以木挾相火直冲清道故此症屬火爲多自今觀之然亦有

数者之不同焉有飲食過急痰氣阻滯氣不得升降者亦有痰積胸臆火克於下而不得升越者亦有傷寒汗吐下太過以致中氣太虚者亦有陽明内寔而失下者亦有渴而飲水過多而成水結胸者亦有痢疾大下之後胃氣或虚而陰火乗虚上冲清道者治法宜各隨其虚寔寒熱毋悞以治噦寔症混淆妄治数症中惟傷寒痢疾二症胃氣虚衰至為危重差之毫氂危在旦夕更宜謹慎

治飢逆方

橘皮半夏生薑湯　治氣虚挾痰法當補氣為本嘗

痰爲標

人参一錢半　半夏錢半　橘紅錢半　生薑三片

水鍾半煎八分温服

謹按用人參補氣半夏豁痰兼助橘紅生薑以散逆氣

活人陳皮竹茹湯　治傷寒大病後氣虚餘熱未解心煩作欬法當補正氣爲本清餘熱爲標

人参二錢　炙草五分　大棗三枚　竹茹二錢

橘紅一錢　生薑三片

水二鍾煎一鍾温服

謹按用人參大棗甘草等以補正氣竹茹清餘熱以去心煩橘紅生薑散逆氣以除欬逆

柿蒂湯　治胃膈痞滿欬逆不止

六君子湯　治中氣虧敗挾痰欬逆

大小承氣湯　治傷寒失下地道不通因而咳逆

黄連解毒湯　治誤用熱藥助起火邪痰火上壅而作欬逆

益元散　治欬逆自利又治痢疾發飢用參朮煎湯調此頓服自止

二陳湯　治痰飢逆

柿蒂散　治飲食太過塡塞胸中致氣不得升降而作欬逆及傷寒欬逆用此吐之

白虎湯　治欬逆証與黄連解毒同

生脉散　治中氣不足虛火上炎氣不相續而作欬逆

丁香柿蒂竹茹湯　治大病後中焦氣塞下焦呃逆

大補丸　黄栢一味為末煉密丸不足者補之參朮煎湯下此丸

呑吐酸疚

太抵酸者俱肝木之氣而呑與吐不同呑酸者酸水攪出喉嚨而復自呑下後爲之醋心是也濕熱鬱積於腸胃之間乃寒包熱疚也治法遵河澗解表之義用防風羌活炒黃連山梔二朮陳皮半夏少加呉茱萸爲向導吐酸者吐出酸水如醋挾痰居多乃津液爲火可爍不能化血而化痰痰鬱木亦鬱自成酸矣一遇上升之氣則痰與酸水并出蓋未有酸而無痰者也治法當宗丹溪二陳湯加山梔薑炒黃連二朮之類亦少加呉茱萸引經凡治酸必少加呉茱萸蓋因

其性而扶之也通用加味平胃散老弱人久患吞酸
則津液消耗漸成膈噎又有老人胃氣虛弱口吐酸
水不止者以六君子補之其吐自愈此扶虛之症也

治吞吐酸方

吳茱萸丸　治濕熱鬱成酸味上搶法當疎鬱滯瀉
濕熱為主

吳茱萸炒二兩　橘紅三兩　蒼朮一兩
黃芩酒炒三兩　黃連酒炒二兩

共末用神麴打糊丸如梧桐子大每以薑湯送下
三五十丸日進三服

謹按用呉茱萸橘紅諸辛以疎欝蒼朮燥湿芩連以清熱

加味平胃散　治呑酸或宿食不化

蒼朮一錢　陳皮八分　厚朴七分　甘草三分

神麯炒七分　麥芽炒七分

右㕮咀毎服五錢生薑三片水煎服

三回曲朮丸　治宿食留飲停滯中脘而作酸患諸

當消宿食為本燥湿行滯為標

砂仁両半　神麯二両　陳皮一両　蒼朮一両

右共為末用薑汁攪神麯糊丸如梧桐子大毎以

葷湯下五七十丸

嘈雜噯氣症

嘈雜者俗謂之心嘈是也其症乃由火動其痰有餘之候也老人嘈雜不止則膈噎之漸也治法宜南星半夏陳皮之類消痰片芩梔子薑炒黃連知母石膏三補丸輩以降火二朮白芍茯苓薏苡之類健脾行濕壯其本源更宜慎口節慾無不效者噯氣者即俗攬氣是也與飽逆不同其症有氣虛有痰火一屬不足一屬有餘治痰火宜二陳加白朮炒芩連梔貝少加檳榔蔔子枳殼厚朴木香降氣治氣虛宜四君子湯加梔子黃連神麴半夏砂仁亦少加降氣藥通用

三聖丸　治嘈雜噯氣方

噯氣　治胃中有火有痰

又方

南星五錢　半夏五錢　香附一两　軟石膏六錢

一本有炒梔子

右作丸或作湯服之蓋胃中有鬱火膈上有稠痰故也　軟石膏丸亦可服

三聖丸　治嘈雜神効

白术四两　黄連五錢　橘紅一两

右為細末神麯糊丸如菉豆大每服五十丸薑湯送下

三補丸　治食積痰熱嘈雜

二陳湯　治痰火嘈雜

痞滿症

内經曰太陰所致為積飲痞膈痞否也不通之意其証由陰伏陽蓄氣血不運而成位於心下填滿痞塞皆土之為害也痞滿之症不一有陰症下早而痞者由下後裏虛邪氣乘虛而入於心之分野仲景用黄連瀉心湯瀉心下之土邪有傷寒下多則亡陰而痞者用四物加參苓白朮升麻柴胡少佐以陳皮枳殼之類監之有飲食填塞胸中而作痞者用保和丸枳實導滯丸二陳湯加神麯山查麥芽有濕熱太甚土来心下而痞者三黄瀉心湯二陳加芩連瓜蔞有大

病後脾胃虚極清濁不分而痞悶者補中益氣湯陳
皮枳朮丸木香枳朮丸凡治痞悶須用芩連枳實之
苦以瀉之厚朴生薑半夏之辛以散之人參白朮之
甘温以補之茯苓澤瀉之鹹淡以滲之又當詳脉症
虚實實用厚朴枳實虚用白芍陳皮參朮與脹滿之
病不同脹滿内脹而外有形痞症内覺痞悶而外無
脹急之形治痞滿不可全用利藥若全用利氣之藥
導之則痞愈甚痞甚而復下氣愈不降必變爲中滿
鼓脹皆非其治也許學氏云邪之所湊其氣必虚留
而不去其病則實故治痞者當一補一消

治痞滿方

枳朮丸　治痞消食強胃

枳實去穰麩炒一两　白朮去梗二两米泔水浸陳壁土炒

右為末荷葉裹燒飯為丸如梧桐子大每五十丸多用白湯下無時白朮者本意不用其食速化但令人胃氣強不復傷也

橘皮枳朮丸　治老幼元氣虛弱飲食不消臟腑不調心下痞悶

枳實麩炒去穰　橘皮已上一两　白朮二两

右為細末荷葉燒飯為丸如梧桐子大每服五十

化温水送下

謹按上古用一藥治一病至漢張仲景用羣藥治一病雖然用羣藥治一病亦不過三五味而已其間君臣佐使分両不同主治引經秩然有序非若後世之効驗者一方用至二三十味猶未已也丹溪云予每效仲景立方效東垣用藥無乎品味少而藥力專精也此枳朮丸乃易老張先生之所作觀其用白朮二両以補脾用枳實一両以消痞至東垣李先生加陳皮一両以和胃一補一消簡而又當真得立方之指趣也

橘連枳朮丸　補脾和胃瀉火消痰

白朮二两　枳實一两　陳皮一两　黄連二两

右為末荷葉煑湯打老米糊為丸如梧桐子大每服五十丸食後服

枳實消痞丸　治右關脉浮弦心下虚痞悪食懶倦開胃進食

枳實　黄連各五錢　厚朴四錢　乾生薑二錢

人參三錢　甘草炙二錢　白朮三錢　半夏曲三錢

茯苓　麥芽各二錢

右為末水浸蒸餅丸如梧桐子大每服五十丸溫

水下

謹按用人参白术茯苓甘草諸甘温以補中氣助麥芽開胃進食生薑半夏以豁痰黃連以清濕熱佐枳實厚朴以散痞滯

補中益氣湯　治内傷痞悶

腫脹病

論曰腫者肌肉之腫也脹者腹中之脹也蓋腫屬脾而脹屬肝腫輕而脹重也如單脹而不腫則肝邪横行木尅土蠱斯成矣不易治也唯腫脹兼有之則陽氣猶行十可救五唯在分類而酌處之予以腫脹之病治在中宮是故有痰裹食積以致清氣不升濁氣不降而成之者有痰裹污血以致榮衛不從逆於肉裏而成之者有濕熱相生隧道阻塞而成之者有燥熱中擊秘結不行而成之者此四者皆有餘之病也有服寒涼太過飲食頓傷以致中氣虛衰鬱遏不

運而成之者有痢疾之後正氣衰憊邪熱不息以致遍身浮腫肉硬而成之者又有始則為氣終則為水小便不利水液遊行脾莫能制而為水腫者此三者皆不足之証也故有餘者清之消之降之不足者補之益之毋混淆也太抵此証初起易治以正未虚而邪未旺也久遠難痊以邪已熾而正已衰也賈洛陽以病腫不治必為錮疾雖有扁鵲亦莫能為言此症之至惡也故仲景治腫之太法腰以上腫者可發汗腰以下腫者可利小便開鬼門潔淨府蓋風從汗散水向便通也丹溪亦曰由心腹而散四肢者吉由四

肢而入心腹者危男從下而上女從上而下皆難治也丹溪又有陽水之說不過濕熱爲之除水之說不過濕熱爲之也腫脹之証候不既悉諸此乎

治腫脹大法

食積腫脹　凡見病者肚腹脹大通身浮腫既尋中脘有微塊按之微痛或喘急咳嗽飲食不快小便不通大便或溏或秘此痰畏食積滯中宮也即用大順丸和中湯消積化痰順氣以攻治之數劑知半月一月愈矣此症醫書俱未言及予經歷已多十愈八九故立此方以救世耳大抵腫症爲食積而成食滯中

焦故清濁不分漸成腫滿世之醫者得吾說而存之百發百中活人多矣

濕熱腫脹　濕熱者中焦濕生乎熱熱生乎濕濕熱相生隧道壅塞遂成腫脹治宜清熱燥濕健脾尤所以固本也清中湯治之如浮腫太甚肚腹腫急小便不行喘急難息宜服增味五皮散加减分消丸

痰氣腫脹　凡中焦有稠痰氣爲痰阻遂成鬱熱痰熱相搏日積月累阻滯飲食宗氣不得上通榮衛不得疏暢漸成腫脹上見喘急小便不利始則爲氣終則爲水通身水胞病斯危矣治之不可不早宜服導

痰流氣丸飲

鼓脹

鼓脹者以中空外急有似鼓然故名曰鼓由單腹脹滿四肢百骸成無礙形與通身水腫者大不相類也蓋水腫者邪氣協陽氣遊行一身邪氣去而爲汗爲溺則正氣復而爲血爲氣矣鼓脹則邪毒專攻臟腑陽氣滯而不行蓋浮腫者輕而腹脹者重也或云鼓脹一也何東垣之論主寒河間之論主火丹溪之論生脾虛道豈二乎哉予曰皆是也其原皆出內經但內經論其全而三子各言其一也經曰臟寒生滿病

又云腹滿填脹支膈胠脇下厥上冒過在太陰陽明乃寒濕鬱遏也愚謂寒鬱日久則陽氣漸微陰氣獨盛人身之氣熱則流通寒則凝結凝結則脹滿生焉故東垣以辛熱散之以苦溫泄之淡滲利之上下分消其寒濕此東垣之論所以不可廢也經云諸腹脹大皆屬於熱故原病式云諸腹脹大鼓之如鼓氣為陽陽為熱氣盛則如是也世言脾虛不能制水者似是而實非也愚謂萬物熱盛則豐隆寒盛則斂縮邪陽猛烈元氣從之二陽搏擊於其中日新月盛安得不成鼓也此河間之論所以不可廢也經云諸濕腫

滿皆屬脾土故丹溪以脾具坤靜之德而有乾健之運故脾土之陰受傷轉輸之官失職遂成脹滿經云鼓脹是也愚謂人之一身脾土為本脾不健壯則清氣不升濁氣不降經云濁氣在上則生䐜脹此鼓脹之所由來也若中焦無陽邪宜行大補所謂氣虛不補氣何由行是也又清肺金滋腎水制肝養脾皆至攸當此丹溪之論所以不可廢也雖然三子之論固合經旨而有說焉東垣言鼓脹屬寒者多屬熱者少唯人受入益之邪邪熱入臟宜行承氣餘皆寒症愚則以屬熱者多屬寒者少東南之人濕熱為病十居

八九此可驗矣西北之地嚴寒為病固多而未必皆
成鼓也以寒主收斂而未必皆成脹大也此以理論
之而知其熱多而寒少也河間之論熱固然但其中
有燥熱有濕熱若不區別禍如反掌燥熱為病則大
便秘結小便短澁身熱腹痛悶亂不寧一受參芪則
脹滿不散自而成其為害也速而烈濕熱為病則大
便頻溏小便清少脉濡体倦嗜卧減食其為患也緩
而深故治燥熱者清熱之中少加潤澤治濕熱者滲
利之內少加溫散故曰燥者潤之濕者燥之各求其
屬以合中道斯稱良工矣丹溪扶脾補氣之論城户

稱為確論但審其果係飲食所傷頻仍不已上無痰
氣之阻中無邪陽之留斯則可用大補之法否則有
痰者兼清痰有火者兼降火應清補兼施益莫大焉
此外又有七情之傷脾如怒傷肝肝尅脾脾氣不正
必脹於胃名曰勝尅怒乘肺肺氣不傳必脹於大腸
名曰乘尅是也又有勞倦之損脾如謂有所遠行形
氣衰少穀氣不盛熱氣薰於胸中者是也又有血積
之遏脾或注於胸膈或滯於胃中或鬱於少腹皆能
抑遏清氣不能上升濁氣不能下降俗名血蠱是也
鼓訛重疾每見模糊施治但執丹溪扶脾補氣之說

而終始不變焉損人滋甚愚故不憚其煩而精詳定之博雅君子幸精研焉鼓脹不治症唇黑則傷肝缺盆平則傷心臍突則傷脾足平則傷腎背平則傷肺此五者必不可療也

腫脹蠱脹不同論

腫脹蠱脹二病本不相同至於用藥亦甚懸絶腫脹者中宮有食積有濕熱有稠痰阻滯中宮以致清氣不升濁氣不降榮衛不得疏暢水道不得通條氣遂妄行不循故道水又妄潰不得成溺氣水相搏腫脹不自是生乎然而脾胃元氣猶未衰憊也特為中宮有

積病故遍身浮腫耳而元氣猶能旁通四達洵能祛其食積或清其濕熱或治其痰氣内邪一行外腫隨飲而效之臻矣亦甚捷矣迺若蠱脹者先因脾氣傷損頻仍久則漸成衰憊胃雖少納脾不運化兼有積熱留注於脾胃横行於中焦所謂正衰邪者旺清濁不分遂成脹滿此則陽氣為邪氣所遏不能周流一身而邪氣单攻肚腹者是也脹極則臍中突出青筋暴起糞滑溺亦喘急食阻此皆大不足之症也斯時也將大補脾之正氣歟然正未受補而熱邪先熾脹猶故矣將清熱以伐邪歟然邪未退而正愈虛弱

脹益增矣將補伐兼施雜然並舉者未見而損者愈損矣雖有盧扁將安施乎故得此症者或脾雖損而真氣尚存且無流連之邪熱或腹稍脹而邪熱未熾尚有可為之真機即當大補真元為主稍兼消導清脆次之氣不運者行氣痰積滯者行痰中和調養則庶乎有可救者矣或謂水腫固為可治然亦有多不治者如賈洛陽所謂病腫不治必為錮疾雖有盧扁亦莫能為則知腫之為惡非他病比也今何視之易耶予謂此病已至危篤咸莫能救豈獨腫脹然哉故內經云過時者不治予所謂可治者亦猶治之早者言

之也若積久不消或治失中節至於滑泄唇黑臍突肉硬缺盆手足掌背俱平其危篤之勢較之真蠱一律而已仲景有云凡人有病不時即治隱忍冀差必成錮疾旨哉言乎

治腫脹大法

蠱脹起於脾氣虛損治之當以大補之劑以培其本少加消導以祛其積次當順氣以通其滯有挾熱者加清涼以蕩其邪使清氣上升濁陰下降清者出頭面而入四肢濁者化微汗而行前溺腹自消而神日旺病斯愈矣如單用大補而佐使不明則反成壅喘

而脹愈甚矣大抵此症脾雖損而無熱以擾之則一補脾而獲效熱雖有而脾未損則一清熱而奏功如二者俱有治彼妨此治蠱之所以難也予曾見一人脾氣稍損然飲食辣腹痛而暴脹不審知其為火也遂以香連丸白朮湯下之隨失氣甚多而脹痛皆愈一醫至大言曰此脾氣大虛苟非大補則真元下陷不治與補劑二三服而脹痛熱作脉反虛小然曰脉小不補病奚痊乎乃大補之竟成不救又見一人腹痛而熱吐予亦審知其為火也與清涼劑降氣和中病雖愈矣一醫云真元下陷非大補不可自後愈

補愈脹腹如裂狀損死由是觀之則知治是病者淸補當適其宜不可執一自是昔人所謂氣虛者補氣血虛者補血有食積者消積有熱者淸熱有痰滯者行痰有外因寒欝内熱而脹者散寒有因大怒而欝氣爲脹者散氣有蓄血而腹脹者行血實者下之消之虛者温之補之差之毫釐謬以千里可不畏哉或謂丹溪云朝寛暮急血虛當補血竊覩蠱脹用血藥則加脹今反用之何也予曰血虛者陰虛也經曰陰虛生内熱又曰諸腹脹大皆屬於熱熱作則脹生此勢之所必至也養血者養陰也陰生則邪陽自退

脹漸消矣劉河間所謂養血益陰其熱自退此不治
之治也且養血非獨用血藥也必兼從脾順氣血藥
安得而滯之乎此血補血之理也脾大虛損脹大日
加者急脹老師丸藥方如實熱作脹內有積塊堅硬
如石但脾胃未傷宜清熱行氣用東垣廣茂潰堅湯
加減人瘦熱甚服此方甚效又用東垣中滿分消丸
鼓疾多有服人參而反增劇遂致不救此疾甚多茲
其故何哉按參入手太陰肺經肺有邪熱者得參而
火愈甚故脹急日加筋青臍出危篤立見經云肺出
氣腎納氣邪火挾氣而出脾胃先受之以脾胃舊有

積氣今得新邪空脹滿之益盛也故脹症必服人參人參之服必肺無熱有熱不能服參不救之症也

腫症餘論挾水腫説

吾人所以得全其性命者水與穀而已水則腎主之穀則脾主之胃與脾合氣胃爲水穀之海脾爲運化之司今脾胃兩虛不能傳化則不能制水故腎水泛溢反得以浸漬脾土於是三焦停滯經絡壅塞水浸於脾膚注於肌肉而發腫矣其狀胞上下微起肢體重著咳嗽怔忡股間清冷小便澁黄皮薄而光手按成窟擧手即滿是水腫之病也然腫有五症風腫者

皮粗麻木不仁走注疼痛四君子加升麻蒼朮防風羌活氣腫者皮厚四肢瘦削腹脇膨脹六君子加木香木通血腫者皮間有紅縷赤痕四物加桃仁紅花婦人懷妊亦有氣遏水道而虛腫者但順氣安脾既產而腫自消水有十有心水脾水肝水肺水腎水胆水大腸水風水皮水裏水石水之不同丹溪亦云水腫脉多沉伏病陽水兼陽症脉必沉數其証煩滿小便赤澁大便閉結治用五皮五苓重者疏鑿飲子病陰水兼陰症脉必沉遲其証不煩滿大便溏小便少而不赤澁治用寔脾飲木香流氣飲腰以上腫及

身有熱者水氣在表可發汗腰以下腫者當利小便上下分消其濕也治水之良法也丹溪曰水病以健脾為主使脾氣得實而氣運則水自行非五苓神佑禹功之行水也宜以参苓為君視所挾証加減無不效者若苟徒快利用行水藥多致不救信哉

治腫脹方

中滿分消丸　治一切濕熱致成腫脹滿夫脹滿之病皆同中氣有虧健運失常所致法當補益中氣為本清濕熱疎壅滯為標

人参四两　白朮二两　茯苓二两　甘草五銭

黄芩一两　黄連二两　知母一两　猪苓一两

澤瀉一两　生薑五銭　半夏一两　枳實一两

砂仁五銭　薑黄五銭　橘紅一两　厚朴一两

為細末蒸餅丸如梧桐子薑湯下七十丸至百丸止

謹按人参白术茯苓甘草補中益氣黄芩黄連知母清熱猪苓澤瀉分利水道用生薑半夏砂仁薑黄橘紅枳實厚朴等諸辛温之劑疎壅滞以消満悶

加味五皮散　治四肢水腫洪當從氣散水

大腹皮　陳皮　桑白皮　生薑皮各一錢

木瓜錢半　茯苓皮一錢　薑黃七分

水二鍾煎一鍾温服

謹按用陳皮生薑大腹皮薑黃等諸辛温以散鬱氣赤茯苓桑白皮木瓜等以行水濕

實脾散　治陰水發腫用此先實脾土

厚朴去皮薑炒　白朮　木瓜去瓤　木香不見火

乾薑炮各一兩　草果仁　大腹子各半兩

白茯苓去皮一兩　甘草炙半兩

右㕮咀每服四錢水一盞薑五片棗一枚煎不拘

時服

九味羌活湯　治水腫腰以上腫宜發汗則愈

五苓散　加木香茵陳　治水腫從腰以下俱腫以

此湯利小便仲景曰腰以下腫宜利小便腰以上

腫宜發汗也

四物湯　治朝寛暮急者屬血虚如皮膚間有紅縷

赤痕者乃血腫也加紅花桃仁

四君子湯　治暮寛朝急者屬氣虚

六君子湯　治氣腫者皮厚四肢瘦削腹脇膨脹加

木香木通

胃苓湯　治肥胖之人腹脹

三補丸

耕珠木香檳榔丸

二陳湯　治痰飲腫脹氣喘者

補中益氣湯　治中氣下陷健運失常脾虛不能行濕而腫脹者

大安丸　治飲食傷脾致成鼓脹

六味地黃丸　治腎虛不能攝水

新刻醫學入門銜要卷之四

鑑金之甫　楚城鄭國璿較訂

晉巽上官鉉玉之甫鑒定　雲林龔廷賢原輯

鉝三立甫　芝城陶敌瀚校正

積聚痞塊癥瘕痃癖腸覃石瘕

氣之所積名曰積取鬱積久而發之義也積有五皆五臟所生陰氣也陰脉沉而伏其証始發有常處其痛不離其部上下有終始左右有窮處皆痰飲食積死血所為也

氣之所聚名曰聚取聚散不常之義也聚有六皆六

腑所成陽氣也陰脉浮而動其始終無根本痛發無定位上下無留止積與聚屬脾俱係氣病

痞者否也猶易所謂天地不交之否濁氣在上鬱結而成也然痞塊有癥瘕痃癖之不同癥者徵也因物而成質有塊可徵即積聚成塊不能移動者是也瘕者假也假物而成形或上或下或左或右移易能動者癥瘕屬肝部俱係血病

痃癖者懸掛偏僻之意也但痞與痃癖延胸膈間之候積與聚為肚腹之候俱在上中二焦主病故多見於男子癥與瘕獨見臍下是爲下焦之疾故常得於

婦人外有腸覃石瘕二症亦自婦人得之腸者大腸也覃者延也大腸以傳道為事迺肺之腑肺主衛氣温則泄氣寒則凝今寒氣客於大腸故衛氣不榮而結瘕在內其始發也大於鷄卵至其成如懷子状久久按之則堅推之則移氣病而血未病也故月事不斷尤以時下是其候也石瘕生於胞中寒氣客於子門夫膀胱為津液之府氣化則能出矣今寒氣客於子門則氣塞不通惡血當瀉不瀉日以益大状於懷子結硬如石故名石瘕此氣先病而血亦後病故月事不來也

丹溪曰痞塊在中為痰飲在右為食積在左為死血又曰凡積塊不可用下藥徒損真氣病亦不去當消導使之鎔化塊去須大補大抵脾胃廼聚痞塊之根宜以大補脾胃為主脾胃之氣一旺則邪氣自消故潔古有養正積自除之說譬之滿座皆君子其中有小人自無容地而出斯言信矣治法痰用二陳加瓦壟子食積保和丸死血用破血行血順氣藥通用大七氣湯貼藥用三聖膏琥珀膏難經所載五積見証及東垣五積丸宜參究

五積見症

肝之積名曰肥氣在左脇下如覆杯有頭足久不愈
令人發咳逆瘖瘧連歲不已
心之積名曰伏梁起臍上大如臂上至心下久不愈
令人煩心
脾之積名曰痞氣在胃脘覆大如盤久不愈令人四
肢不收發黃疸飮食不爲肌膚
肺之積名曰息賁在脇下覆大如杯久不愈令人洒
淅寒熱喘欬發肺欝
腎之積名曰賁豚發於少腹上至心下若豚狀或上
或下無時久不愈令人喘逆骨痿少氣

脉経曰脉来細而附骨者積也

凡痃塊在皮裏膜外須用補氣薬及香附開之兼二陳湯先須斷厚味為要

凡婦人腹中有塊多属死血

凡木香檳榔去氣積神麹麦芽去酒積虻虫水蛭去血積礞石巴豆去食積牽牛甘遂去水積雄黄膩粉去涎積硇砂水銀去肉積各從其類也

治積聚痞塊方

丹溪消積丸　治一切瘀血堅積石瘕等症

五靈脂　香附　海粉醋煮　三稜

莪朮醋煮　紅花各等分　石鹼減半

瓦龍子能消血塊

右為細末煉蜜為丸如梧子大每用白朮湯吞下三十丸

謹按海粉石鹼之鹹以軟堅莪朮以攻積紅花五靈脂以行瘀血香附以疎鬱氣

保和丸　治一切食積

山查六两　神麯　半夏　茯苓各二两

陳皮　連翹　蘿蔔子各一两

右為末水浸蒸餅丸如梧桐子大每服七八十丸

食遠白湯下

謹按用山查神麹以化宿食連翹清濕熱陳皮半夏茯苓蘿蔔等以豁痰結

阿魏丸　治一切肉食不化濕熱鬱肉成積

阿魏　山查各一　連翹二錢　黄連六錢半

為末先以阿魏用米醋滾化成糊為丸每以山查麦芽煎湯下三五十丸

謹按用山查阿魏以化肉食黄連連翹之苦寒以清濕熱

木香檳榔丸　治氣滞心腹膨脹大小便不快

虛損成勞証

勞者傷也因傷而成勞者也經云陰虛生內熱難經曰至脈從下上損脈從上下也一損損於皮毛皮聚而毛落二損損於血脈血脈衰少不能榮於五臟六腑三損損於肌肉肌肉消瘦飲食不為肌膚四損損於筋筋緩不能自收持五損損於骨骨痿不能起於床然治損之法損其肺者益其氣損其心者調其榮損其脾者調其飲食適其寒溫損其肝者緩其中損其腎者益其精劉河間曰心肺損而色敝腎肝損而形痿但機要所言感寒則損陽損自上而下感熱則

損陰損自下而上獨以寒熱言之恐未盡虛損之理而不及難經之訣且悖也大抵勞病根因各自不同酒傷肺色傷腎思慮傷心勞倦飲食傷脾忿怒傷肝此五者皆能致勞也大要酒色成勞者乃多耳或謂六腑豈無成勞者乎予曰傷臟者為多六腑間亦有之

肺勞

肺如華蓋其氣輕清既不受寒亦不受熱然酒性本熱多飲則肺受火邪薰蒸日久以致鬱遏不清脹大不飲或喘或咳漸至音啞骨蒸寒熱皮毛焦乾如之

何其可救也

腎勞

人之五火皆頼腎水制之色慾過度則腎水虛則熱矣腎脉貫肝膈入肺中循喉嚨係舌本所以腎虛之人先動腎火延入肝膈逐挾相火便入肺中始則咳嗽久則發熱盜汗遺精骨痿肉脫甚至傷脾泄瀉作而危殆矣

心勞

心者血之原榮衛發動之所始也心不安後則真血日生惟勞心焦思日久不置則思慮過矣由是心血

日耗肝無所稟臟腑無所潤筋脉無所養榮氣不行邪熱隨作經所謂陰虛生內熱者是也熱盛剋金金衰瘦甚日見消鑠而危亡待矣此症不得志者多有之

脾勞

元氣靜則神藏動則消亡若勞倦過甚飲食不節二者皆使脾之元氣受傷不能舒發以致飲食不化泄瀉頻作血氣不生肌肉不長況脾者肺之母脾氣衰憊則肺失所資津液不生日成枯涸咳嗽殊甚勞斯成矣

肝勞

大怒則令人暴絶煎厥使血菀於上故多怒之人肝火屢動而所藏之血隨火上逆大吐不止稍久則并臓腑膻中之血盡吐不留焉所謂相火一動則五火相煽而動火動則血隨之矣其血去多身成空廓以致金不制木木火凌肺經所謂侮其所不勝者是也發熱咳嗽脇痛喘急而勞日劇矣由是觀之勞病同名根因不一治者當究其始末明在何經不可糢糊泛治

五勞見症

癆瘵之症五臟必歸于一經治宜分經而療如足酸腰疼背拘急遺白濁面帶焦色耳輪焦枯脉沉細數此乃腎經受傷宜四物加黃栢知母五味麥冬澤瀉杜仲肉桂之類煎熟入童便韭汁竹瀝如心神驚悸怔忡無時盜汗心煩熱悶口舌生瘡咯血面赤脉洪而數乃心經受傷宜四物湯加茯神蓮心黃連遠志菖蒲硃砂之類如咳嗽喘促咯血嗽血皮膚燥槁鼻息聲沉時吐痰沫脉微虛而濇數乃肺經受傷宜四物加沙參麥冬五味知母貝母桔梗桑白皮地骨皮款冬花紫菀茸

馬兜鈴百合百部之類煎熟加童便竹瀝薑汁

如脇痛目赤面青頰赤多怒虚陽不歛憂與鬼交甚則卵縮筋急脉弦而数乃肝経受病宜四物加竹茹龍胆草柴胡黄芩青皮竹葉之類

如面色痿黄唇乾焦燥飲食無味腹痛腸鳴瀉痢四肢倦怠脉虚濡数乃脾経受傷宜四君子湯加酒炒白芍蓮肉薏苡山薬白扁豆澤瀉猪苓之類

凡骨蒸労熱元氣未脱灸四花穴亦効

治労病要法

労病有陰虚有陽虚有陰陽兩虚者在精察而酌之

勿令誤也凡氣皆陽也凡精血皆陰也陽虛者四君子陰虛者四物加知柏陰陽兩虛者合而用之此定理也知陽虛而誤用補陰之劑則吐逆痞悶滲泄之証成焉其人解㑊陰虛而誤用補陽之劑則盜汗嗽熱夢遺之証成焉其人煩燥今世之醫者凡見人有自汗怠惰嗜臥食少皆用補中益氣十全大補固當矣至於陰虛而倦怠食少羸弱盜汗亦每用之甚者明見其吐血發熱咳嗽尤用之不置焉是促之亡者也殊不知陰既虛矣而尤補陽則陽愈亢陰愈虛諸病悉加將何望其有生耶亦惑也已

陰虛久服補陽論

陰虛補陰理也今悞補陽已非理矣况久服乎久服則大助陽邪燥灼真陰真陰漸亡陽邪益熾真元之氣無所附麗遂成飛越或吐血發熱或二便燥秘不通或筋骨攣痛或精神恍惚或五臟絶於内而利不禁勺水不入而死矣

論勞病可治症

勞病失血發熱咳嗽夢遺盗汗皆陰虛也而卒有可治者皆脾胃充盛飲食多進致然大哉坤土乎萬物賴之以養者此也血氣賴之以生者亦此也蓋脾土

一臟則飲食自調精血漸生雖有熱藥以制之消之久則邪日退而正日復此病之所以可起也若脾胃一弱則養血生精清肺之藥不無出入加減用之而脾胃日愈損矣將見元氣下陷雖滋腎而腎不生精雖養心而心不生血雖清肺而肺不生液蓋元氣一虧不能鼓舞乎諸經而生新陰補舊損也真火不生則邪火日熾所謂不能壯水之主以制陽光也治何益哉予恒治數十人皆脾胃壯健元陽不衰伐相火之邪滋金水之正隨手輒效咸以是也故以告同志

論真火動者病不可治

凡病真火動者皆不可治豈獨腎哉人之有腎猶木之有根水之有源制陽光健筋骨生精神其所係亦重矣愚民不知此重而御内太過腎室空虚遂生内熱挾相火而貫肝膈入肺中循喉嚨係舌本此咳嗽吐血潮熱之所由來也若傷損之輕知覺之早調養之專備可與其生也若至傷損之甚重失血之頻仍邪火之日熾此真火之動於腎也不治

肺如華蓋其位高其氣清其體浮形寒飲冷先傷之至於邪火剋金則傷之重也故醇飲之人肺先受熱

胃脘火邪錯日薰蒸或成肺脹則咳嗽喘急或成癰
瘍則音啞無音皮毛乾枯癯瘦骨力此真火之動於
肺也不治。
肝者將軍之官其性暴其動速無病則藏血有病則
逆血故經云大怒則令人煎厥暴絶使血菀於上蓋
大怒之人先動其肝肝性猛烈氣即逆上血隨氣逆
大吐不止肝室空虛内火愈熾心雖生血肝不復納
心血雖旺不移而輙出矣此真火之動於肝也不治
心者君主之官神明出焉心火亢極形質焦枯無相
薰蒸日熾月熾忽爾大痛唇青甲黑朝發夕死百無

救。此真火之動於心也，不治也。

脾者倉廩之官，五味出焉。故飲食入胃，賴以運化。脾火暴盛，血液枯絶，胃雖能納，脾失轉運，泄瀉無度，補則愈甚，清則濡弱，脈細而數，肌瘦骨立，此真火之動於脾也，不治。

世有真頭痛者，火炎水減也；有真腹痛者，陽亢陰亡也，皆真火之動也。經曰：暴病暴死，皆屬於火。其此之謂與？然亦有屬寒者，急溫之，猶可活也。

治虛勞方

四君子湯　治一切氣虛之證，補氣和胃進食。

白朮　人參　茯苓　甘草各等分

右㕮咀水煎服

謹按經云中氣不足者補之以甘溫用參朮茯苓甘草補中益氣

四物湯　治一切血虛之証補血和血調經

當歸　白芍藥　地黃　芎藭各等分

右㕮咀水煎服

謹按經云陰不足者補之以味用歸芎芍藥地黃以補陰血之不足

八物湯　治氣血兩虛

白术　人参　茯苓　甘草
當歸　白芍藥　地黃　川芎各等分
右㕮咀水煎服
謹按用四君以補氣四物以補血合而用之平補
氣血調和陰陽也
十全大補湯　治男子婦人諸虛不足五勞七傷此
藥性溫平補常服生血氣壯脾胃
白术去蘆　人參去蘆　茯苓去皮　甘草炙
當歸酒洗　地黃酒洗　川芎　白芍藥酒浸炒
黃芪去蘆各等分　肉桂去皮減半

右爲末每服五錢水一盞半生薑三片棗二枚煎八分服

謹按用參芪朮草茯苓等補氣歸芎地芍等補血肉桂和榮衛通血脉

金匱腎氣丸　即六味地黄丸　治形體瘦弱無力多因腎氣久虚久新憔悴寝汗發熱五臓齊損遺精便血消渇淋濁等証及婦人血虚無子者服之有効

熟苄酒洗八兩　白茯苓　牡丹皮

澤瀉各三兩　山藥　山茱萸肉各四兩

右為末煉蜜為丸如梧子大每服五六十丸空心白湯下寒月溫酒下如腎虛有飲作痰唾生姜湯下

謹按用山茰澤瀉熟地滋腎陰益精氣以壯筋骨白茯苓山藥益氣強陰牡丹皮補虛勞以除骨蒸煩熱

八味丸　治腎氣虛乏下元冷憊臍腹疼痛夜多旋溺腳膝緩弱肢體倦怠面皮痿黃或黧黑及虛勞不足渴欲飲水腰重疼痛小腹急痛小便不利

熟芐八兩　澤瀉　牡丹皮　白茯苓各二兩

山藥　山茰各四兩　附子炮　桂心各一兩

右為末煉蜜為丸如梧子大每服五十丸温酒送下或淡塩湯送下婦人淡醋湯送下空心服

謹按六味地黄丸専補左尺腎水之藥八味丸既補左尺腎水兼補右腎相火之藥少年水虧火旺宜服六味地黄丸老年水火倶虧宜服八味丸況老年腎臓真水既虚邪水乗之而為濕熱以作腰痛足痿痰嗽消渇小便不禁淋閉等症非桂附之温散而能治之之乎

人參固本丸　夫人心藏血腎藏精精血充實則鬚長

髮不白顏貌不衰延年益壽其夭閉者多由服性熱之藥不能滋生精血也而藥之滋補精血者無出於生熟二地黄世人徒知服二地黄而不知服二門冬為引也蓋生地黄能生心血用麦門冬引入所生之地熟地黄能補腎精用天門冬引入所補之地四味互相為用本草又以人參為通心氣之主故宜加焉

生地黄　熟地黄各　酒洗浸　天門冬去心

麦門冬各二两　人參一两

右為末煉蜜為丸如梧子大每服五十丸空心溫

酒潑塩湯任下　如有痰者生熟地黄各用薑汁炒過恐泥膈故也

謹按用生熟地益真陰以制大熱天麦二冬人参清肺止嗽潤肺

大補陰丸　降陰火補腎水

黄栢炒褐色　知母酒浸炒各四両　熟苄酒蒸

亀板酥炙各六两

右為末猪脊髄和蜜丸桐子大毎服七十丸空心淡塩湯下

謹按用知母熟苄亀板黄栢等補真陰以瀉火

虎潛丸　治痿與補腎丸同

黄栢 半斤酒炒　龜板 四兩酒炙　知母 三兩酒炒　熟芐

陳皮 各二兩　瑣陽 一兩半　虎骨 炙一兩　乾薑 半兩

白芍藥 二兩

右爲末酒糊丸或粥丸

補天丸　治氣血俱虛甚者以此補之多與補腎丸並行若治虛勞發熱者又當以骨蒸藥佐之

紫河車 淨洗用布纏乾同前補腎丸搗細焙乾

米糊丸夏加五味子半兩

秦艽扶羸湯　治肺痿骨蒸已成勞嗽或熱或寒聲

不出盜汗四肢怠惰

柴胡 去蘆 二兩　地骨皮 一兩半　鱉甲 米醋炙

秦艽　當歸 洗焙　半夏 湯洗七次　紫菀茸

甘草 各一兩

右㕮咀每服四錢水一盞薑五片烏梅大棗各一

枚煎至七分去柤食後溫服

天王補心丹　寧心保神益血固精壯氣力強志令

人不忘清三焦化痰涎去煩熱除驚悸療咽乾育

養心神

生地黃 酒洗 四兩　人參 五錢　白茯苓 去皮 五錢

遠志去心五分　玄參去蘆五分　桔梗五分　栢子仁去油一兩

丹參五分炒　天門冬去心一兩　酸棗仁炒一兩

當歸酒洗一兩　麥門冬去心一兩　五味子炒一兩

右為細末煮蜜為丸每兩作十丸硃砂金箔為衣每服一丸用燈心棗湯化下食遠臨卧服或作小丸亦可

謹按人參養心氣當歸養心血天麦門冬所以益心津生地丹玄所以解心熱栢仁遠志所以養心神五味酸仁所以收心液茯苓能補虛桔梗能利膈勞心之人宜常服也

秦艽鼈甲散　治氣血勞傷四肢倦怠面黄肌痩骨節煩痛潮熱盜汗咳嗽痰喘

加味十全大補湯　治發熱漸成勞瘵者

十全大補湯加柴胡黄連煎服如熱在骨髓更加青蒿鼈甲煎服

六君子湯　治氣虚而挾痰者

補中益氣湯　治飲食勞倦失節致傷中氣

犀角地黄湯　治勞心動血衄血

眩運症

眩運者目花黒暗旋倒也其状頭眩目閉身轉耳聾如立舟車之上丹溪曰無痰不作眩此証属痰居多痰在上火在下火炎上而動其痰故作眩運経曰諸風掉眩皆属肝木故准眩運藥中常加制肝藥為佐使然有氣虚血虚挟痰而眩運者有傷風寒挟痰而眩運者有痰厥眩運者有因嘔吐血衄崩漏便血并産後失血過多而眩運者有火動其痰作眩運者宜各推類治之氣虚四君子人参益氣湯加菊花川芎天麻血虚四物加貝母天麻秦艽陳皮甘草傷風寒

宜荊芥穗防風薄荷天麻白芷川芎南星白附子半夏痰飲加減四朮半夏天麻湯茯苓煎散諸失血過多者大補陰血自愈吐血即眼暈者胸中有死血迷閉心竅而然是宜行血清心自安産後眼暈即要略謂新產婦有三病二曰病鬱冒是也初昏倒不知人急燒舊漆器薰鼻竅即甦隨進十全大補倍參芪血脱益氣陽生陰長之義也火動其痰者二陳加黃芩羌活蒼朮挾氣虛者亦以治痰爲主加補氣藥降火藥人肥白而作眩者治宜清痰降火爲先而兼補氣之劑人黑瘦而作眩者治宜滋陰降火爲要而兼抑肝

之劑此治眩運之大旨也

治眩運方

加味六君子湯　治氣虛挾痰作眩治宜豁痰補中

為主

人參一錢　白朮一錢　茯苓八分　炙草五分

大棗二枚　橘紅七分　生薑三片　半夏八分

荊芥穗八分

水煎食後服　如痰盛加竹瀝一大匙

謹按用四君大棗以補中氣陳皮生薑半夏以豁

痰延佐以荊芥穗俾引諸藥至頭清利頭目以止

眩暈

六合湯　治血虚挾風眩暈宜滋陰血

當帰三銭　地黄二銭　川芎二銭　芍薬二銭

秦艽七分　羗活一銭

水煎食後服

謹按用四物補血為本秦艽羗活驅風止眩為標

川芎茶調散　治風眩頭痛

半夏白朮天麻湯　治痰厥眩暈頭痛

二陳湯　治痰火眩運

四物湯　四君子湯　八珍湯

頭痛症 附眉稜骨痛

頭者身之元首一有痛楚無間標本宜先治之但經絡有三陰三陽之不同見症有氣虛血虛之不一然又有風寒有暑熱有痰火痰厥有內傷有傷寒有偏頭痛有眉稜骨痛有真頭痛症各不同治之者宜各推類求之太陽頭痛惡風寒脈浮緊痛在巔頂兩額角宜川芎羌活獨活麻黃藁本主之陽明頭痛發熱自汗脈浮長大痛連目眥齒頰升麻葛根石膏白芷主之少陽頭痛往來寒熱脈弦痛連耳根宜小柴胡主之太陰頭痛有痰體重腹痛脈沈頭重蒼术半夏南

星主之少陰頭痛三陰三陽經不流行而足寒氣逆脉沉細宜麻黄附子細辛主之厥陰頭痛吐痰沫厥冷脉浮緩痛引目系吴茱萸湯主之此六經頭痛兼挾外邪也氣虚頭痛耳鳴九竅不利腸胃之所主也痛在清晨治宜補中益氣倍參芪加川芎藁本血虚頭痛者自魚尾上攻頭痛多在日晚治宜四物倍芎歸加芷辛氣血兩虚者調中益氣加川芎蔓荆細辛痰厥頭痛眩運白术半夏天麻湯風濕熱頭痛清空膏風寒感冒頭痛防風羌活藁本白芷勞役下虚之人似傷寒發熱汗出兩太陽穴痛甚此乃相火自下

衝上宜補中益氣湯加川芎蔓荊子細辛傷寒頭痛而不止治見傷寒門偏頭痛者頭半寒痛是也在左屬風及血虛風用荊芥薄荷血用芎歸栢芍在右屬痰與熱痰用蒼朮半夏熱用酒炒芩連有眉稜骨痛不可忍者此屬風熱與痰選奇方若真頭痛者甚則腦盡痛手足冷至節此火炎水滅也死不治治頭痛通用茶煎散川芎茶調散二陳湯治頭痛皆用風藥以高巔之上唯風藥可到故也頭痛須用川芎如不愈各用引經藥

太陽川芎　陽明白芷　少陽柴胡

太陰蒼朮　少陰細辛　厥陰吳茱萸

巔頂痛宜藁本防風酒炒柴胡升麻

治頭痛方

白朮半夏天麻湯　治痰厥頭痛

黃蘗酒洗二分　乾薑三分　澤瀉　白茯苓

天麻　黃芪　人參　蒼朮各五分

神麯炒　白朮各一錢　半夏　麥蘗麪

橘皮各一錢五分

右剉每服五錢水煎熱服

謹按用人參黃芪茯苓白朮等補中氣以健運動

天麻驅風蒼朮澤瀉踈鬱黄栢清熱生薑半夏橘紅等行氣豁痰以神麯等健脾和胃

清空膏　治風熱上壅頭目作痛治宜踈風清熱為主

川芎　防風　羌活　黄芩

柴胡　黄連

等分共為末每以一錢用茶清調如膏臨卧以抹口内少用白湯送下

謹按用川芎防風羌活等諸辛温以踈風熱胡黄芩黄連等諸苦寒之劑以清熱

選奇方　治眉稜骨痛

羌活　防風各二錢　甘草二錢夏月ハ生冬ハ炒

酒黄芩一錢冬月ハ不用有熱者用

右每服三錢水一鍾煎七分食後温服

謹按用防風羌活以疎風黄芩以清熱佐甘草以

和藥

加味二陳湯　治頭風常發者名曰頭風偏於一邊

而痛者名偏頭風

陳皮　半夏　茯苓　甘草

川芎　細辛　黄芩　黄連

薄荷　蒼耳　膽南星
加薑三片水煎服
謹按用二陳加南星之燥以治痰芩連苦寒以治
熱川芎細辛薄荷蒼耳以治風

芎歸湯　治血虚頭痛
川芎　當歸等分
右每服五錢水煎服

調中益氣湯　治氣血俱虚頭痛
内加川芎三分蔓荊子三分細辛二分

川芎茶調散　治諸風上攻頭目偏正頭痛

補中益氣湯　治氣虛及内傷頭痛

二陳湯　治痰頭疼

四君子湯　治氣虛頭痛

四物湯　治血虛頭痛

八物湯　治氣血兩虛頭痛

胃脘痛症

胃脘痛俗痛為心痛古方名為脾疼蓋胃之上口名賁門賁門與心相連故經所謂胃脘當心而痛是也其證由清痰食積鬱於中七情九氣觸於內以致清陽不升濁陰不降而肝木之邪得以乘機侵侮而為病也然其病不一有真心痛者客寒犯觸心君或污血衝心手足青黑過節脘者旦發夕死其餘有痰有火有死血有客寒犯胃有虛痛有實痛有食積痛有虫痛治火用牛黃丸定痛神效煎藥用芩連梔子朱藥或用白蒺藜作散服治痰用玄明粉水調服或用

搽面粉生炒各半俱量人虚實服一二錢湯用二陳加枳實片芩山梔木香少許死血在胃脘宜桃仁承氣加玄胡紅花歸尾先用韭汁頻飲之治客寒犯胃用草豆蔻丸劫止如神或蘇合香丸湯藥用薑砂仁木香虛痛以物注按痛處則痛止者是也宜理中二陳加和血藥久病元氣虛弱肢體怯薄脉弱手欲按者六君子加砂仁香附寔痛因氣惱飲食卒痛便閉心胸高起手不可按是也二陳加行氣消食藥蟲痛者面上有白斑唇紅能食時作時止二陳加苦楝根煎服丹溪曰治心痛當分新久若明知身受寒氣口

食寒物於初病之時當用温散温利之劑若稍久而成鬱則成熱若用温劑恐不助火添病乎故古方多用山梔爲君熱藥爲之向導則邪易伏病易退此病雖日久不食亦不死若痛絶止即恣口腹痛必再作此確論也

大脉浮數　　痰脉滑實　　死血脉澀

寒脉沉遲　　虚脉軟弱細小

實脉敦實而滑　　痛甚脉伏

治胃脘痛方

経驗方　治心脾脉澀此乃濕痰食積鬱于胃脘寒

入經絡所致痰當消食積導濕痰溫胃疏鬱

橘紅七分　甘草三分　茯苓七分　半夏八分

蒼朮五分　神麴五分　台芎五分　香附五分

山梔五分　草豆蔻五分

共為末神麴糊丸每服食後薑湯送下五七十丸

作湯用亦可

謹按用二陳蒼朮以導濕痰山梔清火草豆蔻

溫胃止痛神麴消食台芎香附以開鬱順氣

草豆蔻丸　治客寒犯胃而痛熱亦可用止可一二

服

草豆蔻一錢四分 益智 橘皮
薑蚕 人参 黄芪 呉茱萸各八分
生甘草 炙甘草 帰身 青皮六分
神麹炒 薑黄各四分 澤瀉二錢 小便数者減半
麦芽炒 柴胡四分 桃仁七个去皮尖另研
右除桃仁餘為末浸蒸餅丸如梧子大毎服三十
丸白湯下食遠旋斟酌多少用之此丸多治氣餒
弱人心痛妙

烏梅丸 治中氣虧敗腸胃虚冷蚘虫攻痛以致胃
脘當心作痛法宜益氣血殺蚘散寒

人参　當歸　烏梅　黄連
黄柏　細辛　肉桂　蜀椒
乾薑　附子
共為末煉蜜丸毎空心塩湯下七十丸
謹按用人参益氣當歸調血烏梅黄連黄柏細辛
肉桂蜀椒乾薑附子以散寒
控涎丹　治痰涎鬱于中脘作痛
桃仁承氣湯　治死血流于胃脘作痛

腹痛症

丹溪曰腹痛有寒有火熱有死血有食積有濕痰有虛有實夫寒痛者常痛而無增減是也陳無已曰陰寒為邪則腹痛而兼吐利治宜理中加茱萸玄胡甚者入桂附火熱痛者時痛時止原病式曰熱鬱於內則腹滿堅結而痛不可例言為寒也脉洪者黄芩芍藥湯便秘脉大者宜下調胃承氣湯倫急丸死血痛者痛有常處而不移陳無已曰邪氣聚於下焦津液不通氣血不行或溺或血留滯於下是生脹滿小便利者宜川芎白芍歸尾桃仁紅花跌打瘀血宜桃仁

承氣若小便不利者則為溺澁之証非蓄血也食積痛者痛甚便欲大便〻後則痛減脉弦宜温散之保和丸加行氣利氣藥以食得寒則滯得熱則疑也或用吐法濕痰痛者先痛二便不利脉滑以痰因氣滯而聚阻礙道路氣不得宣通故痛治宜導痰開欝二陳湯實痛者腹脹満手不可按元氣實者宜推蕩之大承氣湯虚痛者以手按之則痛止戴氏云其人本體原弱或大病後氣血兩虚得之不可拘於諸痛不宜服參芪之謬急投温補重劑四君子理中加順氣藥汗多倍參芪炒白芍治腹痛必用温散藥以其欝

結不行阻氣不運故也凡人臍下忽大痛人中黒色
者多死不治

師云凡在胃脘下痛者多屬食積臍痛者屬火臍
左右少腹痛者多屬死血少腹痛者屬寒當宗此辨
之

丹溪云白芍藥惟治血虚腹痛諸證不可用以酸收
斂今考古者治腹痛用白芍四錢皮甘草二錢甚效
又考白芍不惟治血虚而能大行氣腹痛者榮氣不
從逆於肉裏得白芍行其榮氣而又以生甘草之
緩和其逆氣此不治之治乃所以深治之也

大抵痛隨利減故有臟腑大痛勢急欲死百藥不效後用大承氣湯下二次方止消黃或各至五錢以上方效然此法亦不得已而用未可視為常例也亦有寒痛者多在少腹宜吳茱萸湯甚者椒附及炒鹽葱熨之

治腹痛方

河間芍藥甘草湯　治一切臍腹疼痛

白芍五錢　炙草三錢

加薑三片水煎溫服

謹按用甘草緩急和中白芍收陰以止腹痛

黄芩芍藥湯　治脉洪熱邪干腹作痛法當清熱為先

黄芩三錢　白芍一ホ　炙草七分　水煎乘熱服

謹按用黄芩清熱為君芍藥益陰為臣甘草緩急和中為佐

枳寔導滯丸　治傷濕熱之物不化腹滿作痛

理中湯　治中寒腹痛

保和丸　治傷食腹痛

二陳湯　治痰積腹痛

木香檳榔丸　治因飲食一切積聚作腹痛者用此

藥消導漸去爲佳

備急大黄丸　治心腹諸痛卒暴百病用此藥推逐即愈

桃仁承氣湯　治因跌撲損傷瘀血作腹痛者内加當歸蘇木紅花入酒童便煎服下之

三承氣湯　治心腹痛初得時元氣未虚用此推蕩

腰痛症

丹溪曰腰痛有腎虛有瘀血有寒濕有濕熱有痰積有挫閃痛而不已者屬腎虛痛有定處日輕夜重大便黒小便黄赤者屬死血往来走痛者屬痰積腰冷身重如帶五千錢或遇陰寒即作晴煖即解者屬寒濕痛而或作或止者屬濕熱治法腎虛者脉大宜補之煨腎丸知柏杜仲枸杞山萸兎絲子瘀血者脉澁宜逐之四物加桃仁紅花蘇木乳香没藥濕熱者脉緩宜分利之滲濕湯蒼朮湯加杜仲黄柏川芎痰積者脉伏滑宜開導之二陳加蒼朮南星竹瀝杜仲桂

閉者宜行之用如神湯寒濕痛即腎著痛治宜疎濕兼用温散腎著湯經曰動搖不能腎將憊矣故腰痛須有五症其原皆本於腎虛蓋腰者腎之府人身之大關節諸經皆貫於腎而絡於腰故腎經一虛而腰痛之諸病作矣正經所謂邪所湊氣必虛是也諸腰痛不宜用補氣藥亦不可峻用寒涼藥兼氣虛非補不可者不能不用但有監制耳痛雖屬火得寒則閉遏而痛甚故各條云順氣行氣快氣主温散也

治腰痛方

腎著丸　治體重腰冷如氷此乃寒濕為患治宜散

寒行湿

甘草炙五錢 乾薑一两 茯苓两半 白术二两

姜汁糊丸每食後塩湯下三五十丸

謹按用乾薑之辛熱以散寒茯苓白术之甘淡以去湿佐甘草以和藥

青娥丸 治腎氣虛寒法當補腎元為主

杜仲四錢 破故紙二錢 胡桃肉半斤

乾薑二两

煉蜜丸空心淡塩湯下八十丸或百丸

謹按用杜仲胡桃肉破故帋等益精元佐乾薑以

温腎

獨活寄生湯　治腎氣虛弱風濕乘之流注腰膝或拘攣掣痛不得屈伸或緩弱冷痺行歩無力法當益腎陰疎風濕

杜仲八分　熟地一錢半　獨活七分　秦艽八分
細辛七分　茯苓八分　炙草六分　桂心八分
人參二錢　防風一錢　桑寄生一錢
川歸五錢　川芎七分　白芍八分　牛膝八分

水煎空心服　如不利者去地黄

如血滯者宜刺委中穴出血或灸腎兪崑崙穴尤

焦

謹按用杜仲熟地補腎陰獨活秦艽細辛桑寄生桂心防風等疎風勝濕人參茯苓甘草補氣當歸川芎芍藥養血佐牛膝壯筋骨以健行步

猪腰青塩杜仲方　治腰痛

猪腰一具　青塩三錢　杜仲末五錢

先將猪腰剖開後入青塩杜仲于內濕紙包煨熟空心服之

補陰丸　治腎虛腰痛

六味地黃丸　治腎虛腰痛

二陳湯　治痰飲腰痛

四物湯　治血虛腰痛

桃仁承氣湯　治瘀血腰痛

脇痛症

胸脇者肝胆二經往来之道路也故木氣之傷痛在胸中肝氣實盛痛在兩脇然脇痛之病有數症爲歳木太過肝氣旺盛兩脇亨滿莫能舒泄壅脹爲痛發急雜支此肝火之盛爲之也稀涎宿痰留注兩脇或僻一脇綿綿隱痛或作或止一有嘔惡則吊動掣痛久則形腫色赤堅硬不移者以腫毒治之増劇此痰氣之結爲之也心生血肝納血肝有熱則妄行注於脇則脇痛或紫黒或結塊上部抵當湯中部桃仁承氣湯皆稱捷徑此污血之積爲之也又歳金粛烈制

木太過致肝氣鬱而不伸兩脇痛而不止此須抑金
扶木瀉白散合阿膠四物湯瀉有餘而補不足使兩
氣和平則痛自止此肝木之被鬱為之也又有傷寒
往來寒熱胸脇痛耳聾此須屬少陽然胆者肝之竅
痛甚則肝氣亦受損傷惟小柴胡少加牡礪胆草則
二經皆平矣此傷寒之虛熱為之也又有飲食填塞
太陰肝氣被壓然肝者將軍之官其性猛烈不受壓
制上沖之則胃脘痛橫行之則兩脇痛惟消食順氣
少兼溫散則食下而肝氣自舒脇痛自止有醫言脇
下一條扛氣作痛者食積也然飲食入胃安得出脇

而爲於起必食積偏墜一邊而近脇作痛故醫云然豈信哉信乎理而已矣又有挫閃跌蹼一症或氣鬱或血積亦作脇痛若以涼藥治之則痛益甚須用行氣行血之劑而兼温藥以散之輒效又有陽虚陰虚二症皆屬之不足非可以有餘者例治也有陰虚火動咳嗽吊動兩脇而痛者有肝氣横行兩脇而大痛者此相火為之用蘆薈丸二痛皆止但發症本病莫之能療其肝氣虚弁元氣弱而痛者若以肝氣實盛治之立禍惟用四物少加炒塩以補肝用四君子少加苓柴以補氣則虚回而痛自止矣凡此皆身親歷

而驗之非敢泛論以悞人也

治脇痛方

小龍會丸　治肝火鬱甚而作脇痛治宜疎鬱肝火

當帰　山梔炒　黄連炒　龍膽草酒洗

川芎各半两　大黄製半两　蘆薈三錢　木香一錢

一方有黄芩柴胡各半两無大黄木香

一方有甘草柴胡青皮無當帰梔子

右為末入麝香少許粥糊丸如菉豆大每服五十丸薑湯下

謹按用蘆薈大黄山梔黄連膽草以泄肝火夫肝

乃血之藏肝火熾甚而血不無被傷故加當歸川芎以理血佐木香以行滯氣

柳青丸　瀉肝火

黄連半斤

右爲末蒸餅糊丸服

小柴胡湯　治肝胆有餘之氣脇痛

二陳湯　治痰涎脇痛

四物湯　治血虛脇痛

桃仁承氣湯　治瘀血脇痛

背痛症

經曰背者胸之府背曲肩垂府將壞矣是知背乃太陽膀胱經所主夾背四脉直下其位高其氣清凡病犯背者咸稱重病若發背若對口瘡若肩背大痛輕者可救重者難治除外科所屬者姑置勿論而背痛之症亦有五焉按經云諸陽受氣於胸中而轉行於背若三陽之火盛而潛行於背則背大痛難忍始發者即以當歸拈痛合蘇子降氣加減用之則升清降濁而火可散混亦流矣如痛積日久氣血已衰邪善不出恒見其危者衆矣又有寒氣積於胸中而為心

痛徹背背痛徹心仲景用烏頭赤石脂丸以温散之
所謂温中散表皆不遠熱是也又有痰涎流易在背
或隱隱酸疼或一點撤痛或上下左右更換而痛蓋
氣滯則痰亦滯氣行則痰亦行故濕痰宜燥結痰宜
潤皆以順氣爲先氣順痰行痛自息矣又有腎氣不
循故道逆而上行臟病必傷於臟背重而痛如有所
負而然必用滋腎丸或四物加知柏杜仲牛膝以壯
水之主水足則又循故道而病痊矣又有病後虛損
元氣不充以入之又有汗多亡陽汗過多則心液損
耗陽氣不足故致痛也二者皆當温補不可用疎刷

之藥愈疎剛則愈痛此理最微不可不慎

治背痛方

東垣當歸拈痛湯　治中氣虧敗濕熱乘之肩背沉重肢節腰脇疼痛胸膈痞滿不和法當益中氣散風濕

人參二錢　白朮　錢　葛根八分　炙草五分

蒼朮七分　升麻七分　防風一錢　羌活七分

苦參七分　茵陳一錢　知母一錢　黃芩八分

猪苓七分　澤瀉一錢　當歸一錢　茯苓一錢

水煎温服

涎按用黃栢以補腎散濕清熱人參白朮炙草補中氣葛根蒼朮發表助防風羗活散風升麻苦參黃芩茵陳知母等清熱當歸理血猪苓澤瀉茯苓滲濕

滋腎丸

六味地黃丸　二方　治腎氣不循故道逆而上行臟病必傷于腑背重而痛

二陳湯　治痰涎流易在背或隱隱酸疼或一點揪痛或上或下更換而痛

四物湯

諸氣症

内經曰百病皆生於氣是氣也在外則衛護皮毛充
實腠理在内則導引血脉調和陰陽周流一身運行
不息源出中焦總統於肺爲常病於人也惟夫七情
之交攻五志之間發於是爲冷氣滯氣逆氣上氣之
諸証作爲其原皆由肺受火邪氣得上升之化有升
無降河間所謂五志過極即爲火丹溪所謂氣有餘
便是火也治之之法當分有餘不足治之有餘者邪
氣有餘也宜行之不足者正氣不足也宜補之冷氣
宜温之必明知身受寒氣口食寒物方作冷治如病

人自覺冷氣從下而上此上升之氣自肝而出中挾
相火自下而上其熱為甚延火極似水陽亢陰微非
真冷也氣滯宜開之氣上宜降之氣在胸臆為痞滿
刺痛伏梁等証二陳加黄連枳實桔梗人生仁木香
氣在下焦為奔豚七疝等証二陳加桃仁山査橘核
茴香川練荔核氣在兩脇攻築作痛二陳加青皮白
芍柴胡胆草氣在中焦為痞滿脹急二陳加木香檳
榔厚朴枳殻或平胃散以平其敦阜之氣惟婦人胎
前産後一切氣疾但用四物湯為主加踈利行氣藥
太抵男子屬陽得氣易散是以男子之氣病常少治

宜調氣以養血女人屬陰遇氣多鬱故女子之氣病常多也　宜調血以和其氣此治氣之大旨也又按人身有七氣宗氣榮氣衛氣中氣元氣精神沖和之氣上升之氣惟宗氣尤為一身之主起自氣海下一寸二分上出於胃輸散於五臟六腑若宗氣不虧雖危不死凡病人危篤之甚而喘息奔急者是宗氣將絕有出而無入也

治諸氣方

蘇子降氣飲　治氣不升陽痰涎壅塞氣滿氣痛等症治宜行氣血豁痰涎

蘇子七分厚朴一千陳皮二錢生薑三片
前胡一錢半夏一錢歸尾二錢棗子三枚
肉桂七分甘草五分
水煎溫服
謹按用蘇子厚朴陳皮生薑利滯氣前胡半夏豁
痰涎歸尾活血肉桂溫中通血脈甘草大棗補中
健脾
三因七氣湯　治喜怒悲思憂恐驚之氣結成痰涎
狀如破絮或如梅核在咽喉之間咯不出嚥不下
此七情所為也或中脘痞滿氣不舒快或痰涎壅

盛上氣喘急或因痰飲中節嘔逆惡心並宜服之

半夏五两 茯苓四两 厚朴二两 紫蘇二两

右㕮咀每服四錢水一盞半生薑七片棗子一枚

煎至八分服

治氣六合湯 治七血從七情所傷或婦人產後月

信從着氣

當歸 川芎 芍藥 地黃各二錢

木香五分 檳榔一錢

右以水二鍾煎八分食遠溫服

謹按四物以補血檳榔木香以道氣

木香枳朮丸　破滞氣消飲食開胃進食

木香一两　枳實麩炒一两　白朮二两

右為細末荷葉焼飯為丸如梧子大毎服五十丸

温水送下

木香檳榔丸　治回氣胸膈痞塞腹脇脹満

蘓合香丸　治卒暴心痛小児驚搐大人中風中氣

二陳湯　治两脇作痛痞満脹急伏梁奔豚七疝

四君子湯　治一切氣虚

四物湯　治婦人胎前産後一切氣病

補中益氣湯　治飲食労倦致傷元氣

疝氣

疝有七症寒水筋血氣狐癩專主肝經與腎經無干子和七疝辨之詳悉但一例施以攻下之法其言非是古方自素問而下皆以為寒以寒主收引經絡得寒則引而不行所以作痛東垣丹溪獨斷以為濕熱在經鬱而至久又得寒氣外束不得疏散是以作痛此發前人所未發故治法宜驅逐本經之濕熱消導下焦之瘀血而以寒因熱用之法立方處治其濕熱又當分多寡而治濕則腫多癩疝是也又有因痰飲食積死血鬱結為痛及因水氣作腫者亦有挾虛而

發者其脉沉緊而豁大無力是也當以参朮為主佐以踈導藥大要宜乎踈欝散寒為主如茴香橘核梔子烏附之類不可偏任大熱之藥及補藥

七疝見證

愚按子和曰寒疝者囊冷結硬如石陰莖不舉或控睾丸而痛得之於坐臥濕地或寒月涉水或值雨雪或坐臥磚石或風冷處使内過房久而無子宜用濕劑下之

水疝者腎囊腫痛陰汗時出或囊腫狀如水晶或囊癢而搔出黃水或小腹按之作水聲得之於飲水醉

酒使内勞汗出而遇風寒濕之氣聚於囊中故水墜令人為水疝方當逐水之劑下之

筋疝者陰莖腫脹或潰而為膿裹急筋縮或莖中作痛痛極則痒或挺縱不收或出白物如精隨溲而下得之於房室勞傷及邪術所使宜降心火之劑下之

血疝者狀如黄瓜在小腹兩傍横骨兩端約紋中俗名便癰得之重感春夏大燠勞於使内氣血流溢滲入脬囊留而不去結成癰膿少血多宜用和血之劑下之

氣疝者其狀上連腎腧下及陰囊多於號泣忿怒則

氣鬱而脹號泣 怒罷即氣散者是也宜用散氣之劑
下之或小兒亦有此疾俗名偏墜得之於父已年老
或少年多病陰痿精怯強力入房因而有子禀胎病
也此証難治

狐疝者狀如仰瓦臥則入小腹行立則出腹入囊中
如狐晝出穴而溺夜入穴而不溺此疝出入往来上
下正如狐相類也亦與氣疝大同小異宜用逐氣流
經之劑下之

㿗疝者其狀陰囊大如升斗不痒不痛是也得之於
地氣卑濕故江淮之間多有之宜用去濕之劑下之

女人陰戶乃出雖亦此類迺熱則不禁故也不可便認為虛寒而溫之補之本名曰瘕宜以苦藥下之以苦堅之

凡七疝之症用熱藥治之須以寒涼之劑監佐不然久則必生變症大抵宜以二陳湯加枳實橘核山查茴香薑汁之類為主以減其攻下之法愚故未敢試而行之以俟識者再論學者宜致思焉

治疝氣方

正宗桃仁散　治食積瘀血濕熱下流鬱而為疝法當驅瘀血導積為本清濕熱疏鬱為標

桃仁　山查　枳實　吳萸　梔子

等分為末順流水煎生薑湯調三五錢服

謹按用桃仁行瘀血山查導食積枳實吳茱萸以散鬱結梔子清濕熱

橘核散　治一切疝症蓋疝症由鬱熱為寒氣所束法當疎鬱散寒

橘核一錢五分　桃仁十五箇　梔子一錢　川芎細切炒

吳茱萸各五分　川烏五分　牡丹皮　一本有柴胡

右為末每空心用薑湯調下三五錢水煎服亦可

謹按用橘核之辛輔梔子之寒以疎鬱熱吳茱萸

川烏以散寒滞寒凍則血泣故加桃仁以行注血

又方　治疝痛

山查炒四兩　橘核炒　山梔炒各二兩　柴胡

牡丹皮　桃仁炒各一兩　呉茱萸炒半兩

八角茴香炒一兩

右為末酒糊丸梧子大毎服五十丸空心塩湯下

又方　治諸疝定痛速効

枳寔十五片一作橘　山梔炒　山查炒

呉茱萸炒各等分　濕勝加荔枝核炮

右為末酒糊丸服　或為末生薑水煎服或長流

水調下一錢空心服

五苓散加茴香　治肥人腫疝作痛發熱惡寒

二陳湯　治濕痰流注作疝

新刻醫學入門衡要卷之五

晋翼上官鉉玉之甫鑒定　鑑金之甫　鉝三立甫　芝城陶敬瀚較正　雲林龔廷賢原輯　王闓玉恭閱

脚氣

内經曰傷於濕者下先受之蓋脾主四肢足居於下而多受其濕濕鬱成熱濕熱相搏其病多矣然有因外而得者有自内而生者其爲熱之病則一見証惡寒發熱狀若傷寒但足脛紅腫筋攣掣痛舉歩艱難此爲別耳輕者止於足痛重者由足痛入陰器抵少

腹歴脇肋上頭又重者則脚氣沖心謬治立死治法
以防巳飲爲主方兩臂痛加威靈仙兩脇痛加龍胆
草風加川芎蘼濕加木瓜薏苡食積流注加山查神
麯麦芽足氣沖心防巳飲合四物湯或東垣健歩丸
外有足跟痛屬腎虚又非脚氣論之防巳飲内加犀
角生地以心火下流與濕熱相搏故用之耳治脚氣
通用當帰拈痛湯獨活寄生湯忌用補氣藥及淋洗
脚氣自外而得者山嵐卑濕涉水踄兩及濕熱之地
咸有濕熱寓焉凡受濕者足先受之濕鬱爲熱故發
動而爲痛自内而生者爪菓茶水酒漿油面及煎炙

之物有濕有熱先入於胃上輸於脾流濕熱直行於足以脾脉主四肢也故腫為濕痛為火不易之論也以上議論係脚氣之原不可不知大抵病因有内外之殊而治法無表裏之異耳

治脚氣方

防已飲　治脚氣憎寒壯熱

白术　木通　防已　檳榔

川芎　甘草稍　犀角　蒼木塩炒

黄柏　生苄各酒炒

水煎温服大便實加桃仁小便澁加杜牛膝有熱

加芩連大熱及時令熱加石膏有痰加竹瀝薑汁如常腫者專主乎濕熱

謹按用白朮蒼朮木通防已等理濕犀角甘草稍黃栢生苄等清熱佐檳榔行氣川芎逐血

健歩丸　治寒濕凝血不舒鬱久腐熱而成脚氣法當散寒導濕為本踈鬱清血為標

官桂　吳萸　蒼朮　歸尾

牛膝　大腹子　陳皮　生地

條芩　白芍

共為末以湯浸蒸餅丸如梧子大每空心用白朮

木通煎湯送下一百丸
蓬朮用官桂呉茱萸助蒼木以散寒濕歸尾牛膝以
活瘀血大腹子陳皮以疎鬱滞生地條芩白芍以
清瘀血

當歸拈痛湯　治濕熱為病肢節煩疼肩背沉重胸膈不利及遍身疼痛下注于足脛痛不可忍

敗毒散　治足三陽經受熱毒氣流注脚踝上焮赤腫痛寒熱如瘧自汗悪風或無汗悪寒

香蘇散　治風濕脚痛踈通氣道加檳榔木瓜名檳蘇散

五積散　治寒湿流注両脚酸疼有並痰気者用之
猶宜内加木瓜

獨活寄生湯　治腎気虚弱為風湿所乗流注腰膝
或攣拳掣痛不得屈伸或緩弱冷痺行歩無力

金匱八味丸　治足少陰経脚気入腹腹脹疼痛上
気喘急腎経虚寒所致也此証最急以腎乗心水
剋火死不旋踵

四物湯　治脚気衝心

二陳湯　治湿痰流注脚気

痛風症

夫痛風者遍身骨節走痛是也其症因血受熱已自沸騰或加之渉冷受濕取涼熱血得寒汚濁凝滞不得運行所以作痛夜痛甚者行于陰也治以辛温監以辛涼流散寒濕開通鬱結使血行氣通更節厚味自愈矣其肢節大痛如虎咬晝靜夜劇古名白虎歴節風肢節腫痛屬火腫屬濕兼受風寒而發動于經絡之中濕熱流注于肢節之間而無已也若痛有常處赤腫灼熱呼欲成風毒宜敗毒散主之治痛風大要當分新久新痛多屬寒宜辛温藥久痛多屬熱

宜清凉藥河間謂暴病非熱久病非寒是也丹溪曰
痛風有風熱有濕痰有風濕有血虚有氣虚純宜流
濕舒風導痰行氣導瘀血補新血降陽升陰治有先
後大法風熱加減小續命小柴胡九味羌活等湯風
濕蒼朮白朮並行氣藥痰宜二陳加南星酒芩竹瀝
血虚倍芎歸芍藥伍以兆仁紅花氣虚人參益氣補
中益氣頭目痛加川芎細辛白芷肩背痛加桔梗防
風獨活手臂痛加靈仙薄桂薄桂味淡能橫行手臂
引南星蒼朮等藥至痛處腰以下痛加檳榔漢防已
黄栢蒼朮獨活木通足痛加木瓜寄生川萆薢牛膝

慈以筋脉急痛加秦艽紅花通用獨活寄生湯丹溪腫痛方大羌活湯定痛丸藥味通用蒼朮南星川芎白芷酒芩學者宜各推類不可執一

治痛風方

東垣大羌活湯　治風濕相摶肢節疼痛法當疎風勝濕

羌活一錢　升麻七分　威靈仙　獨活各六分

蒼朮一錢　白朮一錢　茯苓一錢　防已一分

澤瀉一錢　川歸二錢

水二鍾煎一鍾服

謹按用羌活升麻威靈仙獨〻等以踈風蒼朮白朮茯苓防已澤瀉等以治風川芎當帰分理氣血各帰其所

丹溪主上中下通用痛風方　治痛風之套劑

南星薑製　蒼朮泔浸　黃栢酒炒各二兩

川芎一兩　白芷半兩　神麴炒一兩　桃仁半兩

威靈仙酒拌三錢　羌活三錢走骨節

防已半兩　桂枝三錢　紅花酒洗錢半　草龍胆半錢

右為末麴糊丸梧子大每服一百丸空心白湯下

臂痛方

蒼朮半錢 半夏 南星 白朮

酒芩炒 香附各一兩 陳皮 茯苓各半錢

威靈仙三錢 甘草少許

別本加羌活一錢

右㕮咀作一服入生薑二三片水煎服

二妙散 治筋骨疼痛因濕熱者有氣虛者加補氣藥血虛者加補血藥痛甚者加生薑汁熱辣服之

黄栢炒 蒼朮米泔浸炒

右二味共等分為末沸湯入薑汁調服

謹按蒼朮燥濕黄栢勝濕二物皆有雄壯之氣此

簡易之方也

又方　治酒濕痰痛風

黄栢酒炒　威靈仙酒炒各五分　蒼朮三分

羌活三錢　甘草三錢　陳皮一分　芍藥一分

右為末每服一錢或二錢沸湯入薑汁調下

小續命湯　治風熱痛風

敗毒散　治痛有常處赤腫灼熱欲成風毒

獨活寄生湯　治肝腎虛弱感冒風濕遍身走痛

四君子湯　治氣虛痛風　四物湯　治血虛痛風

二陳湯　治濕痰流注經絡以致痛風

痿症

内經曰肺熱葉焦五臟因而受之發為痿躄又謂治痿獨取陽明蓋陽明為五臟六腑之海主潤宗筋能束骨而利機關也衝脉者經脉之海主滲灌谿谷與陽明合於宗筋而會於氣衝皆屬於帯脉而絡於督脉故陽明虚則宗筋縱帯脉不引足痿不用也丹溪曰肺金體燥居上而主氣畏火者也脾土性濕居中而主四肢畏木者也火性炎上則水失所養火寡於畏而侮所勝肺得火邪而熱矣木性剛急肺受熱則金失所養木寡於畏而侮所勝脾得木邪而傷矣

夫肺熱則不能管攝乎一身脾傷則四肢不能爲用而諸痿作矣故治法宜瀉南方火則肺金清而東方不實何脾傷之有補北方水則心火降而西方不虛何肺熱之有由是陽明實則宗筋潤自能束骨而利机關也治痿之法無出於此然痿症有氣虛血虛脾虛腎虛濕熱濕痰之不一氣虛四君子補中益氣血虛四物加人乳蒼朮黃栢腎虛知栢牛膝杜仲熟地大造丸虎潛丸脾虛四君子六君子參苓白朮散啓脾丸濕熱加減健步丸清燥湯入牛膝苓芍爲濕痰二陳加二朮片芩南星竹瀝酒栢亦有死血者有食積

防碍非降者宜四物合二陳加桃仁紅花黃栢蒼朮

病痿切宜斷厚味絕酒色遠者難致

治痿症方

東垣健步丸　治濕熱成痿膝中無力屈伸不得腰背腿脚沉重行步艱難

防已一兩酒洗　羌活　柴胡　滑石

甘草炙　瓜蔞根酒洗各半兩　澤瀉

防風各三錢　苦參酒洗　川烏各五錢　肉桂二錢

右為末酒糊為丸如梧桐子大每服七十丸葱白煎愈風湯下

謹按経云風能勝濕用防巳羌活川烏防風等諸
風藥以散濕滑石澤瀉利小便以滲濕不妄苦參
柴胡等諸苦寒以清熱肉桂通血脉甘草和藥

虎龜丸　治兩足痿弱酸痛或如火焙從足踝下上
衝盡由濕熱怫鬱以致陰火上騰法當清濕熱泄
陰火為主

蒼术 三两　防巳 四两　黄栢 二两　龟板 二两
歸稍 二两　虎脛骨 一两　牛膝 两半

為末糊丸每食後以塩湯下五七十丸或一百
丸

一本加附子五錢

謹按用防巳蒼朮以理濕黃栢龜板益陰以退火歸尾行血虎脛骨牛膝壯筋骨

四君子湯　治陽明虛宗筋失養不能束骨而利機關令人手足痿弱

四物湯　治血虛成痿

二陳湯　治挾濕痰成痿

補陰丸　治陰虛成痿

六味地黃丸加黃栢知母　治腎氣熱則腰脊不舉骨枯而髓減發為骨痿

八味丸　治入房太甚宗筋縱弛發為陰痿

麻木症

河間曰留著不去四肢麻木拘攣也又謂麻木不盡屬虛辟之久坐則麻痺不仁乃前氣未行後氣復冲鬱熱相搏故耳其症多氣滯風熱所為治宜活血疎風清熱順氣内經謂麻木為不痛不仁以病久入深榮衛之行澁經絡時疎故不痛皮膚不榮故為不仁不仁之証或周身或四肢唧唧然痛痒如繩扎縛初解之狀古言為麻痺是也麻有五症有寒濕有氣虛有血液枯澁有火有痰木症有三有濕痰有死血有寒濕丹溪曰麻是氣虛木屬濕痰死血十指麻木亦

是胃中有濕痰死血斯論確矣然亦有氣血俱虛但
麻而不木者亦有虛而感濕麻木兼作者又有陰虛
而風寒濕三氣乘之致周身掣痛麻木兼作者治宜
先汗散而後補也當各推類治之大法氣虛人參益
氣湯天麻黃芪湯濕痰二陳加胆星蒼白朮十指麻
木用薄桂少許引經死血[illegible]物加桃仁紅花入引經
藥師云按麻木之症東垣云麻是氣不行丹溪云麻
是氣虛木是濕痰死血此自病言之也若曾服過參
芪而生燥熱則血液衰少而榮衛澁滯不能滑澤後氣
一克則成麻矣治宜活血養液清熱潤燥則麻木止

故河間之論常聞師又云丹溪以麻屬氣虛木屬濕
痰死血是固然矣

治麻木方

人參益氣湯　治氣虛手足麻木四肢倦怠當補
益肺氣爲本

五味七分　人參五分　黄芪二錢　炙草五分
白芍七分　生草七分　升麻七分　柴胡七分

水二鍾煎一鍾服

謹按用北五味以斂肺以助元氣人參黄芪炙草等
補氣芍藥引生草泄肺火升麻柴胡升引生發之

氣

防風湯　風寒濕三氣合為痺風氣勝者行痺上下左右無留隨所至作防風湯主之　治行痺行走無定

防風　甘草　當帰　赤茯苓去皮

杏仁去皮炒熟　黄芩　秦艽　葛根各二錢

麻黄去節一錢　桂一錢

右為末毎服五錢酒水各一盞棗三枚薑五片煎至一盞温服

茯苓湯　四君子湯　四物湯　二陳湯

目病

東垣曰按内經云五臟六腑之精氣皆上注於目而為之睛脾之精為眼窠腎之精為瞳子心之精為目窠之總絡肝之精為黒眼肺之精為白眼腸胃之精則為約束裹擷筋骨血氣之精而與脈併而為係上屬於腦後出于項是故瞳子黒眼法於陰白眼赤脈法於陽然臟腑十二筋脉三百六十五絡其血氣又皆稟受於脾土而上貫於目以為明故目者心之使心者神之舍也苟精神煩亂則視岐觀一物而為兩脾虚則五臟之精氣皆失所司不能帰明于目由此

觀之醫目者若不熟理脾胃及養血安神是乃治按不治本也河間曰在腑則為表當除風散熱在臟則為裏宜養血安神如暴失明昏澁翳膜眵淚斑入眼皆風熱屬表也宜表散以去之如昏弱不欲視物内障見黑花瞳子散大皆裏也屬血少勞神腎虛也宜養血安神補水以調之又瞳子散大皆辛熱所為當除風熱涼血益血以收耗散之氣芩連苦寒除邪氣之盛為君歸身生地涼血養血為臣五味酸寒体浮收瞳子散大地骨天麦瀉熱補氣或用滋陰地黄丸最妙丹溪曰目病屬風熱血少勞神腎虛又云目能

遠視不能近視者腎水虧欠也六味地黄丸主之目能近視不能遠視者心血不足也定志丸主之痩人目病乃是血少兼熱須用養血薬少加風薬三公議論精確并宜参究

師云目病雖有風熱血虚脾虚腎虚肝木旺之不同大法眼暴赤腫及瞖涙班膜率用羌活防風柴胡荊芥穂白芷菊花升麻炒芩連山梔玄参石膏赤芍連翹胆草桔梗甘草生地帰身加減量服凡日久痛或内障昏暗須用熟地當帰白芍五味枸杞知母黄柏茯神遠志丹皮山薬白术少加菊花防風荊芥穂柴

胡芩連生甘草為佐使

治目病方

洗肝散　治風毒攻上暴作赤目腫痛癮澁多淚

薄荷　當歸　羌活　防風

川芎　甘草　大黃各一两

右為末每服三錢食後熱水調下

四物龍胆湯　治目赤暴發作雲翳疼痛不可忍者

當歸　川芎　芍藥　地黃各五錢

羌活一錢　草龍胆一錢　防風三錢

防已二錢

右㕮咀每服八錢水一鍾半煎八分食後通口服

菊花散　治肝生風毒眼目赤腫昏暗羞明多淚澁痛

菊花去梗六錢　羌活去蘆　白蒺藜炒去尖

木賊去節各二兩　蟬脫去頭足翅三兩

右為末每服二錢食後茶清調下

東垣熟地黃丸　治血少神勞腎虛眼目昏黑

熟地黃一兩　生地黃一兩五錢

柴胡八錢　天門冬　甘草炙　枳殼

地骨皮　黃連　五味子各三錢

人參二錢當歸身酒浸焙乾黃芩各五錢

右為末煉蜜丸如菉豆大每服百丸茶清下

謹按用熟地黃天冬北五味滋真陰兼助人參當歸生地養血芩連地骨皮柴胡清熱佐以枳殼疎壅滯生甘草瀉火

羊肝丸　治肝經有熱目赤睛疼視物昏澁

羊肝一具生用　黃連去鬚另研為末

右先將羊肝去筋膜入沙盆內搗爛入黃連末拌和丸如梧子大每服五十丸熟水送下和濟方用白羊子肝

謹按用羊肝以益肝血黃連清熱

神効七寶膏　治暴發眼熱壅有翳膜者

蕤仁去油心膜五錢　白硼砂二錢

片腦一錢　硃砂一錢

右為細末用蜜調成膏點眼

謹按經云辛以散之用蕤仁白硼砂硃砂片腦諸辛凉之類以散風熱

六味地黃丸　治腎水虧欠目能遠視不能近視

定志丸　治心氣不足不能近視又能遠視

四物湯　治血虛火盛以致目痛

八物湯　治氣血兩虛以致目病

補中益氣湯　治中氣虛弱以致目患

耳病

内経曰耳為腎之外候又曰腎通竅於耳蓋耳之所主者精精氣調和腎氣充足則耳聞而聰若労傷氣血風熱脹虚使精脱腎憊則耳轉而聾是故有氣虚耳聾者有上焦手少陽経熱而耳聾者有腎虚耳聾者有氣逆而耳聾者有大病後腎水枯涸陰火上炎耳痒耳鳴時聞如鐘鼓之聲者治法氣虚補氣腎虚滋腎熱者開痰散風熱氣逆者順氣大病後陰虚火動者四物湯降火統宜瀉南方火補北方水無不安者錢仲陽曰腎有補而無瀉厥有旨哉

愚按丹溪云耳聾皆屬於熱誠哉斯言然有左耳聾者有右耳聾者有左右耳俱聾者不可不分經而治也夫左耳聾者少陽火也龍會丸主之右耳聾者太陽之火也六味地黃丸主之左右耳俱聾者陽明之火也通聖散滚痰丸主之何以言之有所忿怒過度則動少陽膽火從左起故使左耳聾也有所色慾過度則動太陽膀胱相火從右起故使右耳聾也有所醉酒厚味過度則動陽明胃火從中起故使左右耳俱聾也蓋左耳聾者婦人多有之以其多忿怒故也右耳聾者男子多有之以其多色慾故也左右耳俱

聾者膏粱之家多有之以其多肥甘故也總三者而論之忿怒致耳聾者爲多丹溪云厥陰少陽火多當用開痰散風熱其此之謂乎

治耳病方

蔓荊子散　專治上熱耳出膿汁

甘草炙　升麻　木通　赤芍藥

甘菊　赤茯苓　桑白皮炒　麥門冬去心

生地黃　前胡　蔓荊子

右剉各等分每服三錢加薑棗水煎服

東垣滋腎丸　治腎虛敗耳鳴耳聾法當補腎元

黄栢　知母　肉桂

共為末煉蜜丸淡塩湯下

謹按用黄栢知母肉桂滋陰補腎

丹溪滲濕散　治耳中膿水

龍骨五錢　枯礬五錢　黄丹一両　射香五分

烏賊魚骨五錢　臙脂五錢　赤小豆五錢

共為末滲入耳中

謹按用龍骨枯凡黄丹烏賊魚骨以滲濕赤小豆

臙脂胚以收膿水佐射香以通関竅

六味地黄丸　治陰虚火動耳鳴

内加知母黃栢菖蒲遠志，

四物湯加黃栢知母，　治大病後及陰虛火動耳聾

和劑流氣飲　治氣閉耳聵，

涼膈散　治風熱上攻耳聾，

通聖散　治風熱上攻耳聵，

滾痰丸　治熱痰濕痰耳聵，

神芎散　治濕熱濕痰耳聾，

檳榔丸　治濕熱濕痰耳聾，

龍會丸　治肝火上作耳聵。

鼻病

内經曰西方白色入通于肺開竅于鼻又曰鼻者肺之外候丹溪曰肺之為臟其位高其体脆性悪寒又悪熱是故好飲酒者始則傷于肺肺臟鬱熱久則見于外而為鼻皶準赤之候得熱則紅得寒則黑鼻面為陽中之陽鼻居面之中一身之血運到面鼻皆為至清至精之血多酒之人酒氣薰蒸面鼻得酒血為極熱熱血得冷汚濁凝結而不行故色紫黒治宜化滞血生新血四物加片芩紅花茯苓陳皮甘草生薑煎調五霊脂末服氣弱加黄芪亦有不飲自赤者肺

風血熱故也此處又有鼻瘡鼻痔鼻癰龕鼻塞尚鼻鼽鼻衄鼻淵鼻塞之不同鼻瘡鼻痔鼻癰皆肺熱所致日久不已結成瘜肉如棗塞滯鼻中氣塞不通不聞香臭丹溪曰胃中有食積熱痰流注故濁氣凝結而生瘜肉也用枯凡碾末脂綿裹塞鼻中數日自消防風通聖散加三稜山茱肉海藻並用酒浸炒末每服一錢半鼻鼽者鼻流清水也鼻衄者鼻流血也原病式皆謂屬少陰君火之病鼻淵者濁涕流下不止如彼水泉內經曰胆移熱于腦則為辛頞鼻淵是也通聖散加薄荷黃連各二錢半鼻塞者丹溪曰鼻為

肺之竅因心肺上病而不利也有寒有熱寒邪傷于皮毛氣不利而壅塞理宜表之麻黄桂枝之類熱壅清道氣不宣通理宜清之芩連梔子之類鼻之諸證無出于此

治鼻病方

治鼻流濁涕不止者名曰鼻淵

蒼耳散

白芷 一两　辛夷仁　蒼耳子 炒各二錢五分

薄荷 五錢

共為末食後葱茶調湯下二錢

謹按此方四件皆辛涼之品辛可以驅風涼可以

散熱其氣輕清可使透于巔頂巔頂氣清則腦液自固鼻淵可得而治矣

宜明防風湯　治肺熱濁涕流下治宜清肺潤肺為主

黄芩三錢　麦冬一錢　人参二錢　甘草一錢

川芎八分　防風一錢

水煎食後温服

謨按用黄芩麦冬清肺人参潤肺甘草瀉火防風引領諸藥升于鼻分

防風通聖散　治風熱鼻症

口病

内経曰中央黄色入通於脾開竅於口蔵精於脾又曰陰之五宮本在五味陰之五宮傷在五味是以脾熱則口酸心熱則口苦脾熱則口甘肺熱則口辛腎熱則口鹹有口淡者知胃熱也外有謀慮不決肝遺熱於胆而口苦者亦有脾胃氣弱木乗土位而口酸者或膀胱遺熱於小腸膈腸不便上為口糜生瘡潰爛者又傷寒狐惑之証上唇生瘡虫食其臓下唇生瘡虫食其肛者口之為病種々不同治法肝胆有實熱口酸而苦小柴胡加甘草胆草青皮甚者當歸蘆

替丸若謀慮不決肝膽虛而口苦者人參遠志甘草
茯苓為君柴胡膽草為佐使甚者錢氏地黃丸此虛
則補其母也心熱而口苦口舌生瘡黃連瀉心湯涼
膈散脾熱口甘三黃丸平胃散肺熱口辛甘桔湯瀉
白散金沸草散腎虛口鹹滋腎丸大補陰丸大補丸
膽熱口苦謀慮不決所致者小柴胡加麦冬棗仁地
骨皮遠志膀胱遺熱於小腸上為口糜生瘡潰爛者
柴胡地骨皮湯狐惑見傷寒門凡口瘡服涼藥不愈
者腎中氣不足虛火泛上無制用理中湯反治之而
愈蓋人參白术甘草補土之虛乾薑散火之標甚者

加附子或用官桂啣之亦妙

治口病方

兼金散　治口舌生瘡

細辛　黄栢　一云黄連　各等分

共為末先以布帛蘸水揩浄患處摻藥於上涎出即愈

謹按用細辛之辛散熱黄栢之寒降火

黒参丸　治口舌生瘡久不愈

黒参　天門冬　麦門冬各炒一两

右為末煉蜜丸如弾子大毎服一丸綿裹噙化嚥

津

增損如聖散　治上焦熱壅口舌生瘡

桔梗二兩　甘草炙一兩半　防風半兩　枳殼製二錢半

黄芩一兩

右為細末每服三錢水煎食後服

凉膈散　治上焦風火上炎口舌生瘡

三黄丸　治脾熱口甘

小柴胡湯　治肝移熱于胆口舌生瘡

地黄丸　治陰虚火炎口舌生瘡

理中湯　治中焦土虚相火上炎口舌生瘡

齒病

内經曰百病之起有生於本者有生於標者夫齒者腎之標骨之餘也足陽明胃絡脉於齒上齦手陽明大腸脉絡於齒下齦手陽明惡寒飲而喜熱飲足陽明惡熱飲而喜寒飲故其為痛有惡寒惡熱之不同有開口呷風則痛甚者腸胃中有風邪有開口臭穢不可近者腸胃中有積熱又有痛而齒動搖者又有痛而蟲侵蝕者又有齒縫疎豁飲食不便者大抵齒齦宣露而動搖者腎元虚也治宜滋陰補腎為要宜滋腎丸滋陰大補丸之類惜寒惡熱而口臭穢者胃

氣熱也治宜清胃瀉火爲良宜清胃散承氣湯防風
通聖散之類其所謂風邪虫蝕之証蓋因熱生風而
風生虫也腸胃之火既平更加擦牙殺虫之藥以治
其標無有不安者學者詳之

治齒痛方

清胃湯　治胃中濕熱牙痛

升麻一錢半　黄連二錢　牡丹皮三錢　生地一錢

川歸二錢　痛甚加石膏二錢

水煎服或爲末擦牙亦佳

謹按用升麻黄連諸苦寒以清濕熱生地涼血當

帰益陰使陽不得獨亢耳

走馬牙疳付藥方

黄連一两 雄黄一錢 胆礬三分 氷片伍厘

謹按患牙疳蟲蝕者方為末搽之黄連之苦能堅厚肌肉雄礬之悍能殺蟲蟲氷片之辛能利肌膚

搽牙方

氷片一分 壁上硝一分或火硝亦可 硼砂一分

三味為末搽牙止痛

調胃承氣湯 治實熱腫痛加黄連

涼膈散 治風熱腫痛大便秘結

四物湯　治血虚牙痛

滋陰補腎丸　治腎虚齒痛

衂血唾血吐血咯血嘔血欬血症

靈樞經曰上焦開發宣五穀味充膚澤毛此之謂氣中焦取汁變化而赤此之謂血是血也迺水穀之精和調五臟洒陳六腑化生於脾總統於心納於肝宣布於肺灌溉乎一身故内經曰目得血而能視足得血而能歩掌得血而能握指得血而能攝又曰心出血肝納血肺出氣腎納氣是人身之氣與血本相附麗並行不悖者也惟夫暴喜傷心則氣緩而心不出血故肝無所受或暴怒傷肝則氣逆而肝不納血故血無所帰又或酒色过度以致陰火沸騰血從火起

故錯經而妄行此衄血唾血吐血嘔血欬血咯血之証所由起也丹溪曰口鼻出血皆是陽盛陰虛有升無降血隨氣上越出上竅法當補陰抑陽氣降則血歸經又曰諸見血為熱症由君相二火亢甚煎迫而出諸竅也諸証辨疑亦曰人身之血賴氣升降氣升則升氣降則降氣逆則逆氣和則和氣行則行氣止則止氣清則治氣濁則亂是失血由於氣熱妄行明矣故凡血症當辨其的出何經宜加本經清氣之藥又用藥不可單行單止亦不可純用寒涼必加辛溫升藥如用涼藥必酒煑酒炒此寒因熱用之法也然

証候種〻不同治宜随類求之
衄血者血出於鼻竅以鼻通於脳血上溢於脳所以
従鼻而出甚則汨〻如泉湧不止来自肺経或陽明
胃腑治以涼血行血為主急用百草霜擂水塗鼻孔
及龍骨散吹入鼻中劫止之仍服四生散犀角地黄
湯酒芩茜根茅花甘草欝金梔子扁栢阿膠胃火用
白虎湯飲酒人衄血黄連石膏湯加葛根升麻神效
嘔血者鮮血随嘔而出本出胃経若紫黒色由肺氣
壅遏瘀血内積不能下降所致胃経用知栢熟地天
門冬童便入桂少許肺経宜麦冬山梔桔梗欝金薏

痰之類

吐血嘔血俱出胃經大口傾吐成盤碗者是也同上

治法經云怒則氣逆甚則嘔血或陰虛火動血熱妄行故有先吐血後吐痰咳嗽多者是陰虛火盛痰不下降四物湯加痰火藥若先吐痰咳嗽後見血者是積熱降痰火為急又有暴吐紫黒血成塊者是熱傷血結於中吐出為好用四物湯加清熱藥調之吐未盡必加桃仁紅花蘇木以行之吐血挾痰者若用血藥則泥而不行只治火則止以吐血火病也師曰治吐血要法有三正治四物犀角地黄四生丸及童便

茜根薜金山茶花並炒梔子蒲黄藕節扁栢小薊之
類急治辰砂六一散調燈心湯灌之黄連白虎湯亦
常用效若大便秘結承氣急下之即止從治炒黒乾
薑数錢研末水調服不效用韭汁一鍾加童便薑汁
好酒少許和飲有驗又常用蘇子降氣而愈者廼気
降則血帰經之義也必除半夏肉桂二味仍加別血
藥為穏然上数條皆為實人暴吐者設若勞病吐血
及身熱脉大脱形一切忌用
咳血者嗽出痰内有血是也出於肺經由咳盛心热
多是血虚宜麦冬五味百部川帰地黄欵花黄芩白

芎薏以茅根茜根阿膠貝母痰盛加瓜蔞
咯血者咯痰共血出者是也出於腎經若痰帶血絲
咯出亦主腎經或出肺經若咯血有疱點疙瘩謂之
血屑悉同一治法宜二冬二地知栢沙參阿膠貝母
薏以丹皮童便冬病加參朮量服之又有痰涎襍血
共出者主脾臟由脾濕生熱〻生痰涎〻為脾之液
以脾主裹血故也治宜山藥白朮薏以歸芎麥冬生
地貝母加芩連知母選用之大凡血症原血上行者
變而下出者為順易治

脉法 死症

身凉脉静者易治身熱脉大者難愈
吐血唾血脉滑小弱者生実大者死唾血脉強者死
滑濡者生咯血咳血脉弦数者死　衄血身熱者死
血温身熱者死

治血症方

犀角地黄湯　治傷寒汗下不解欝于經絡随気涌泄為衄血或溝道閉塞流入胃腹吐出清血如鼻衄吐血不盡餘血停留致面色痿黄大便黒者更宜服之

犀角鎊　生芐　白芍　牡丹皮各等分

右㕮咀每服伍錢水煎溫服実者可用

遲撥用犀角解內熱助芍藥生地牡丹皮凉血以

生新血

四生丸　治吐血衄血陽盛於陰血熱妄行

生荷葉　生艾葉　生栢葉

生地黃各等分

右研爛丸如鷄子大每服一丸水三鍾煎一鍾濾

滓溫服

黃芩芍藥湯　治陰火載血上行鼻衄不止

黃芩二錢　芍藥二錢　甘草一錢

右以水煎服　或犀角地黄湯　如無犀角以升麻代之

謹按黄芩之苦能降火芍藥之酸能收陰甘草之甘能緩急

童便　治咳血宜以一物飲之

謹按褚澄云　以寒涼治之百不一生以溲溺治之百不一死故特表而出之

側栢散　治嘔血

側栢葉一味為末米飲調下三錢

謹按側陰象也栢遇寒而不凋得陰氣之最厚也

故能入陰而瀉嘔逆之火然其性微香則其妙又能和陽而不偏於陰也

桃仁承氣湯　治血結胸中手不可近及中焦蓄血等症

芒硝　桂各三錢　甘草二錢伍分　大黄一两

桃仁五錢去皮尖

右㕮咀每服一两入薑同煎

獨參湯　凡上下失血過多脈微欲絶者

人參少許　煎服

謹按有形之血不能速生無形之氣所宜急固故

用人參甘溫以固元氣所以權輕重於緩急之際也故曰血脫益氣古聖人之法也

荷葉散　治咯血

荷葉　不拘多少焙乾爲末

謹按荷葉有仰盂之形得震卦之象有輕香之氣得清和之体故能和陽定咯而運血

四物湯　治失血過多加栢葉煎服

歸脾湯　治思慮傷脾不能統攝心血以致妄行或吐血下血

黄連解毒湯　治陽毒上竅出血者

小便血證

小便下血由心與小腸熱甚故陰血錯經妄行其血出澁痛者為血淋不痛者為溺血即尿血也皆房過傷精血所致亦有因血虛者血淋甚則莖中所出小塊堅如砂石溺時大痛砂出痛止謂之砂淋尿血不痛血從精竅出來也二症初起俱用辰砂益元散五苓加瞿麦赤芍鬱金牛膝山梔木通生地帰尾入木香少許行氣如不驗宜小薊飲子加車前陳皮麦冬牛膝好色之人用滋陰補腎藥為君量加前項藥莖中痛倍琥珀牛膝地楡甘草稍若上藥蘇不效即欧

施調氣之劑如木香流氣飲辰砂妙香散斟用之大抵小便出血則小腸氣必秘氣秘故小便雖凡導道之順逆皆一氣之通塞為之也其因血虚所致者以小便溺血之餘血苟充滿則滋溲下潤自然流通宜四物湯牛膝膏為主量加別藥又血流大甚權施去藥蒲黃散主之凡小便見血卒雖速效血淋尤為難治外有尿便内出所者專主濕熱積至久而生若腐草化為螢之義亦用二妙散加牛膝山梔琥珀木通所見此自變化矣

治小便血方

小薊琥珀散　治血淋

小薊　琥珀等分為末

謹按薊根能治下焦瘀血琥珀能治膀胱血熱

小薊飲子　治下焦結熱或血淋溺血

小薊　生地黄　滑石　通草

蒲黄炒　藕節　淡竹葉　當歸炒

梔子炒　甘草各半两

毎服伍錢水煎服

謹按下焦之病責於濕熱法曰病在下者引而竭之故用生地梔子涼而導之以竭其熱用滑石通

草竹葉淡而滲之以竭其濕用小薊藕節蒲黃消而逐之以去其瘀血當歸養血於陰甘草調氣於陽古人治下焦瘀熱之病必用滲藥開其溺竅者圍師必缺之義也

玄胡索散

治陽邪陷入下焦令人尿血

玄胡索一两　朴硝三分　分二次服

謹按陽邪者熱病傷寒之毒也下焦者陰血所居陽邪入之故令尿血玄胡索味苦而辛苦故能勝熱辛故能理血佐以朴硝取其醎寒利于就下而已

大便血症

大便見血多原坐卧風濕醉飽入房衣冷停寒濕熱欝積以致榮血失道滲入大腸此腸風臟毒之所由作也挾熱下血清而色鮮者為腸風邪氣外入隨感而隨見也挾冷下血濁而色黯者為臟毒欝積至久而始發也糞前来者為近血糞後来者為遠血便血大下為瀉血又有另作一派唧唧然出有力而遠四散如篩腸腹中作痛者多由熱毒所作惡屬胃與大腸主病丹溪曰凡下血不可純用寒凉藥必加辛味為佐久不愈用温劑必兼升舉藥仍加酒浸酒炒以

寒因熱用故也治法通用槐花槐角地榆生地扁柏
條芩炒連梔子川芎歸尾阿膠升麻白芍茯苓蒲黃
兼風邪者加秦艽防風荊芥香附白芷蒼朮勝風用
蒜連丸枳殼臟毒人實宜桃仁紅花蘇木之類必行
之瀉血大下不止四物加槐花黃連急治百草霜研
末或百藥煎為丸每服二三錢酒調下仍以上項藥
加減添蓮房灰棕櫚灰以止有氣虛下陷者當升提
之補中益氣調中益氣加烏梅槐花芩連乾葛大抵
人身精血皆生於穀氣脾胃統血故治斯疾者不宜
純服寒涼必資補劑收功久病虛弱必資黃芪四君

子湯參苓白朮散以和之蓋胃氣一回其氣血自循於經絡矣又方書論血從下流為順易治若大下數升形肉枯槁此為陰脫也正所謂微則易治甚則難痊若先吐血後變為下血者則又告矣

脉大身熱者死

腸澼下膿血脉弦絶者死滑大者生

治大便血方

胃風湯　治風邪入于腸胃泄下鮮血或腸胃濕毒下如豆汁瘀血

人參　白朮炒　茯苓去皮　川芎

當歸 酒洗 白芍藥 酒炒各等分 桂 少許

水二鍾煎八分溫服

謹按用參苓白朮以補氣芎歸芍藥以養血肉桂之辛可以散風邪肉桂之熱可以燥濕毒血藥得之可以調營氣藥得之可以益衛又曰白朮茯苓能壯脾而療濕川芎肉桂能入血而驅風

治五種腸風下血痔漏脫肛並皆治之

槐角丸

槐角 炒　地榆　黃芩　防風 去蘆

當歸 酒浸一宿焙乾去蘆　枳殼 去白麩炒各二兩

右為末酒糊丸如梧桐子大每服三十丸空心米飲

下

加減四物湯　治腸風下血不止

側栢葉　生地黄　當帰酒浸去蘆　川芎各一両

枳殻去白炒　荊芥穂　槐花炒　甘草炙各半両

右㕮咀毎服四銭水一鍾薑三片烏梅少許同煎

空心煎服

香連丸　治冷熱不調下血如痢

芍薬湯　行血調氣凄而便膿血知氣行而血止

參苓白朮散　治大便見血已久脾胃虚弱面色痿

黄飲食減少

補中益氣湯　治下血已久元氣下陷當升提之

汗症

内經曰心之液為汗原病式曰心熱則汗出東垣又指脾胃而言蓋心為君火主熱脾胃屬土主濕々熱相搏為汗明矣然各臟皆能令人出汗獨心與脾胃主濕熱乃總司耳故内經又曰飲食飽甚汗出于胃驚而奪精汗出於心持重遠行汗出于腎疾走恐懼汗出於肝搖體勞苦汗出於脾若夫自汗盗汗病似而實不同自汗者無時而濈々然汗出動則為甚屬陽虚衛氣之所司也宜補中益氣湯加麻黄根浮小麦師云常見用效或加白芍桂枝惟陽虚極者方可

用附子。盜汗者，寐中而通身如浴，醒來方知，屬陰虛，榮血之所主也。宜當歸六黃湯加酸棗仁、牡蠣、麥冬、五味子。汗通用黃芪建中湯加減大法：心虛冷汗自出者，理宜補心益火之原，以消陰翳也。陰虛火炎者，法當補腎壯水之主，以制陽光也。丹溪曰：自汗屬氣虛、屬濕與熱；盜汗屬血與陰虛。外有濕盛自汗者，有痰症自汗者，有火氣上蒸胃中濕而自汗者，宜各隨症治之。若別處無汗，獨心孔一片有汗，名曰心汗，良由思慮過度而得，故治之在心，宜養心血而汗自斂。師云：按汗症，自汗屬陽虛，盜汗屬陰虛，此自初病言之也。

若嘗服過參芪而自汗如故者此由參芪過補以致精血衰少爲陰虛生內熱而汗出不禁也治宜養血生精清熱則汗自止矣

治汗方

玉屏風散　治自汗

防風　黄芪各一兩　白术二兩

右剉毎服三錢水一鍾半煎至七分温服

謹按用白术補中助黄芪益衛氣實腠理以止汗助防風以行黄芪之功

當歸六黄湯　治盜汗之聖藥也

當歸　生地黄　黄栢　黄芩

黄連　熟地黄各一両　黄耆加一倍

右剉毎服一両水二鍾煎至一鍾去粗臨卧通口服

謹按用當歸生熟地黄滋陰血黄連黄芩黄栢勝火熱黄耆實腠理以止汗

正氣散　治陰虚盗汗

黄栢炒　知母炒各一銭半　甘草炙五分

右作一服水煎食前熱服

謹按此去相火之藥也用黄栢知母等以滋陰佐

生甘草以瀉火

浥盗汗　心液為汗此藥收斂心經

人参　當帰各等分

右二味毎服五錢先用猪心一枚破作數片并心

内血煎湯澄清汁煎藥服

又方

白朮四両分作四分

一分用石斛同炒　一分用麸皮同炒

一分用牡蠣同炒　一分用黄芪同炒

右各微炒黄色去餘藥只用白朮研細毎服三錢

粟米湯調下盡四兩妙

謹按此燥脾濕之藥也

凉膈散　治火氣上蒸脾濕作汗

黄芪建中湯　治血氣不足體常自汗多

補中益氣湯　治內傷挾氣虛自汗

補陰丸　治水虧火盛溢汗

二陳湯　治痰火薰蒸作汗

痓症

痓病即痙病原病式曰痓者筋勁強直而不柔和也內經曰諸痓項強皆屬於濕又曰諸暴項強皆屬於風蓋太陰濕土極盛反兼風化以制之是痓病濕爲本風爲標然兼化者虛象而實非風也須分剛柔二痓治之太陽發熱無汗惡寒爲剛痓其脉弦長見症首尾無汗脛急胸滿口噤手足攣痛急咬牙甚則抽搐如角弓反張之狀治宜散表爲主用加减小續命九味羌活湯麻黄葛根湯太陽微熱多汗不惡寒爲柔痓其脉弦細沉濇見症四肢不收時時抽搐開目

含口亦或張前反後治宜實表為急桂枝加葛根湯
小續命湯去麻黄加葛根據内經以下皆為内濕惟
丹溪先生獨謂屬氣虚血虚兼有痰有火切不可作
風治純用風藥宜用參芪歸术白芍竹瀝外有諸虚
之候如中暑金瘡跌撲損傷癰疽膿潰之後一切傷
氣去血過多之症表虚不任風寒皆成痓此乃虚為
本風為標也治宜大補氣血少加散風行濕又産後
多作筋脉攣急角弓反張如痓状即要略云新産婦
有三病一曰病痓是也乃血脱無以養筋宜十全大
補湯又汗多亡陽亦令作痓宜黄芪建中湯師云剛

痓多屬風柔痓多屬虛一是外感一是內傷此治痓
病之大關節也

治痓方

當歸補血湯　治一切亡血過多而作痓者

黃芪八錢　當歸三錢

水煎溫服　如挾風加防風一錢　荊芥八分

甘草五分

謹按用黃芪以補氣兼助當歸以養血如挾風加
防風荊芥以驅風甘草以和藥

十全潤痓湯　治氣血兩虧風邪乘襲發熱口禁手

足攣縮角弓反張一切痰涎當補益氣血為本

疏風清熱為標

人參三錢 黃芪二錢 當歸三錢 川芎五分

地黃三錢 白芍八分 防風一錢 羌活六分

荊芥七分 葛根一錢 黃芩一錢 附子五分

甘草五分 水煎服

謹按用人參黃芪補氣當歸川芎芍藥地黃養血防風羌活荊芥等疏風葛根黃芩清熱附子引導諸藥以行經絡甘草緩急以和藥性

新刻醫學入門衡要卷之六

鑑金之甫　　新安洪正立編録

晉冀上官鋐玉之甫鑒定　　雲林龔廷賢原輯

鋐三立甫　　芝城陶啟瀚校正

厥症

厥者逆也手足逆冷也厥有七症寒熱痰氣食尸蚘七者是也惟寒熱二厥症頗相似用藥之差死生反掌經曰陽氣衰於下則為寒厥陰氣衰於下則為熱厥寒熱即陰陽也熱厥者脉沉数雖小而有力寒冷不過節脘活人書云陽厥脉滑而沉實者是也若傷

寒即當問其原起病頭痛發熱顯三陽證否病初起
手足温病後數日手足漸厥冷此是陽極發厥仲景
所謂熱深厥亦深熱微厥亦微若誤作陰厥妄投熱
劑精魂絶而立死矣急宜三承氣隨病輕重下之便
溏口渇舌胎煩燥譫語白虎湯小便秘五苓六一夏
秋更宜常厥通用三黄石膏黄連解毒四逆散更以
前項藥參酌寒厥者脉沉遲無力寒冷過節晥活人
書云陰厥脉微而沉伏者是也其候初得病即身冷
不渇四肢逆冷蜷臥唇口青黑或大便自利小便色
白治宜附子理中湯甚用四逆湯加呉茱萸傷寒直中

陰経發厥者急灌焼酒或用葱餅灸関元穴百壮痰
厥者卒中昏倒不知人事急灌蘇合香丸或用吐法
随服二陳加胆星姜蚕白附子竹瀝開痰順氣薬氣
厥者由鬱怒所致與中風相類但風中身温氣中
身冷故以氣薬治風則可以風薬治氣則不可初中
急以蘇合香丸灌醒随服八味順氣藿香正氣調氣
散挟痰四七湯加減食厥必因飲食而起痰裹食物
防礙升降関格不通急用吐法食出延甦随進順氣
消導薬研保和丸末飲之大率與乾霍亂相似尸厥
即中悪因冒犯邪鬼毒悪忽然手足逆冷肌膚粟起

頭面青黑錯言妄語牙緊口噤或昏不知人頭旋暈倒急用蘇合香丸灌醒再進調氣平胃散藿香正氣散或蚘厥廼胃寒所生胃中冷故蛔出宜理中湯加炒川椒五粒兵椰五分吞烏梅丸蓋蚘見椒則頭伏故也外有胃中飢不能食蚘出求食者凡症吐蚘即是重病丹溪先生謂尋常寒熱二厥手足因氣血逆而冷多屬氣血虛氣虛脉細血虛脉大如蔥管并宜補劑斯言亦有至理然其人必原體虛或老人或大病後得之則可若寔卒中尤當從前議急治其標而緩治其本可也驟施補劑豈不殆哉

厥症有七

寒熱痰氣食尸蚘見症施治

治厥症方

調氣湯　治氣鬱作厥

白蔻一兩　丁香一兩　檀香五錢　砂仁五錢

炙草一兩　木香五錢

共為細末每以塩沸湯調三五錢服或八味順氣散亦妙

謹按經云辛以散氣用白豆蔻丁香檀香木香砂仁藿香等諸辛竄以行壅滯之氣甘草緩中和藥

通脉四逆湯　治陰厥下利清穀四肢逆冷脉微

乾薑一两　附子五錢　甘草二錢

水二鍾煎一鍾服

謹按用乾姜附子以散寒甘草緩急兼解附子之毒

蘇合香丸　治卒暴厥不知人未辨風痰氣厥宜與此化濃湯灌之醒後議脉証用藥

白虎湯　治熱厥腹满身重難以轉側面垢譫語遺溺手足厥冷自汗脉沉滑

導痰湯　治痰厥

烏梅丸　治蚘厥

理中湯　治寒厥表熱裏寒下利清穀食入即吐脉沉伏手足厥冷

雙解散　治外感發厥

大小承氣湯　治陽厥脉滑而沉初用便秘

八味順氣散　治七氣怫鬱令人手足厥冷

顛狂癇

師云顛症属不足狂癇属有餘悉由痰迷心竅胃熱結燥心胃二経主病其症大便秘結者由胃與大腸相近故也然顛多喜笑延心血不足尚知畏懼狂多忿怒由痰火寔盛人莫能制経所謂陽明病甚則棄衣而走登高而歌踰牆上屋罵詈不避親疎是也癇証不必分五專主於痰痰涎壅盛火熱冲動而作治法顛宜生地歸身茯神石菖蒲連苗為君加清熱消痰薬仍服硃砂安神丸狂宜三黄石羔黄連解毒且服玄明粉三錢甚則牛黄丸三承氣湯加減急下之

癲病未發時即行吐法湧盡痰涎隨服二陳加黄連南星蔞仁尋火尋痰分多少而治有熱者用涼藥以清心有痰者必用吐吐後用東垣安神丸及平肝之藥青黛柴胡川芎之類又有因驚而成癇者蓋心藏神驚則神不守舍舍空而痰聚也治法如心經蓄熱當清心除熱如痰迷心竅當去痰寧心宜大吐大下而愈

脉大而滑者自愈　脉小急疾者死

丹溪曰脉虚者可治　脉寔者必難瘥

治顛狂癇方

大黃一物湯　治癲狂病者

大黃四两酒浸一宿水三升煎之分三服不已再作

謹按師云癲狂皆失心也經曰主不明則十二官危故視聽言動皆失其職初病者宜瀉其實久病者宜安其神

麻仁煎　治癲風

麻仁四升

右以水六升猛火煮令牙澄去滓煎取七合空心服

靈苑方硃砂酸棗仁乳香散 治顛疾失心者

辰砂光明有墻壁者一兩 酸棗仁微炒半兩 乳香光瑩者半兩

將此三物為末都作一服溫酒調下善飲者以醉為度

追風祛痰丸 治諸風癇暗風

防風 天麻 殭蠶炒 白附子各一兩

木香半兩 硃砂七錢半另為衣 全蝎炒半兩 皂角炒一兩

白礬枯半兩 半夏湯泡七次為末秤六兩分作二分一分用生薑汁作麴一分用皂角浸漿作麴 南星三兩剉一半化白礬水浸一半皂角漿浸一兩

右為細末薑糊為丸如梧子大每服七八十丸食

臨卧用淡姜湯或薄荷湯下

歸神丹　治顛癇癡諸疾驚悸神不守舍

顆塊硃砂二兩猪心內酒蒸　金箔二十片　白茯苓

酸棗仁　羅參　當歸各二兩　銀箔二十片

琥珀　遠志　龍齒各一兩

右爲細末酒煮糊爲丸如桐子大每服二三十丸

麥門冬湯下炒酸棗仁湯亦可

本事人參散　治中氣虧敗生痰作癇

人參五錢　南星一兩

用水一鍾姜三片冬瓜仁一撮擂碎同煎至半盞

為度作三次灌下

謹按人參補中氣南星豁痰涎

滚痰丸　治痰熱攻心顛狂唱哭

牛黄清心丸　治心氣不足神志不定驚恐悸怖虛

煩少睡常發狂顛言語錯亂

硃砂安神丸　治心火炎上成癎

龍腦安神丸　治五臟積熱熏灼心神而成癎症

防風通神散　治顛狂病大便秘結

健忘怔忡驚悸

健忘者為事有始無終言談不知首尾老人多患此虚可知矣怔忡者心中惕惕然不安如人将捕之状無時而作者是也驚悸者善恐怖驀然跳躍驚動有時而作者是也師云右當分虚實治之健忘怔忡係主不足驚悸則不足中之有餘也治健忘怔忡者多主心血不足精神虧欠皆用四物湯安神丸八味定志丸歸脾湯天王補心丹隨症加減若驚悸有痰迷心竅者有痰因火動時作時止者治之當用温胆湯二陳湯加黄連生地歸身茯神遠志棗仁等薬仍當

隨症加減勿補有餘而攻不足可也

治健忘怔忡驚悸方

養心湯　治憂愁思慮傷心驚悸不寧兼之挾痰治

宜補氣豁痰爲主安神定氣爲標

黄芪蜜炙　白茯苓　茯神　半夏麹

當歸　川芎各半兩　甘草炙四錢　遠志去心姜汁炒

桂心　栢子仁　五味子　酸棗仁

人參各二錢半

右每服三錢水一鍾姜三片棗一枚煎服

謹按人參黄芪甘草以補氣茯神遠志栢子仁酸

棗仁等安心神以定驚悸佐桂心歸芎以導血脉五味半夏以豁痰

定志丸　治痰迷心膈驚悸怔忡

遠志二兩　人參一兩　菖蒲二兩　白茯苓二兩

右爲末煉蜜爲丸如梧桐子大朱砂爲衣毎服三十丸米湯下

謹按用菖蒲通心神引人參以補心氣茯神遠志安心神以定恍惚

朱砂安神丸　治血虚心煩懊憹驚悸怔忡胸中氣亂

硃砂五錢 水飛過研 黄連 酒洗六錢 甘草 炙二錢半 生地 一錢半

當歸 一錢半

右四味為細末蒸餅丸如黍米大硃砂為衣每服三五十丸薄荷湯送下

謹按用黄連生甘草瀉火熱生地黄川歸益心血硃砂以安神

温膽湯 治心膽怯易驚

半夏一錢 橘紅八分 甘草一錢 茯苓一錢

枳實一錢 竹茹一錢

水二鍾煎八分食後温服

謹按用橘紅半夏茯苓生姜枳實豁痰踈鬱竹茹
清熱生草瀉火

天王補心丹　治用心過度以致心血不足健忘怔
忡驚悸不寐等症

牛黄清心丸　治心氣不足神志不定驚恐悸怖虛
煩少眠夢寐紛紜

三消症

内經曰二陽結謂之消東垣曰二陽者陽明也手陽明大腸主津液若消則目黄口渴廼津液不足也足陽明胃主血若熱則消穀善飢血中伏火廼血不足也結者津液不足結而不潤皆燥熱爲病也岐伯曰脉實病久可治脉弦小病久不可治當分三消而治之上消者肺也舌上赤裂大渴引飲經曰心遺熱於肺傳爲膈消是也由大盛尅金肺熱葉焦津液枯涸而然治法人虚以治瘖渴方主之人強用白虎加花粉葛根烏梅枇杷葉及清肺藥中消者胃也善食而飢

自汗大便硬小便数叔和云口渴飲水多飢虛癉成為消中是也治法人虛宜補中渴甚白虎加人參川連生地梔子人強便燥用調胃承氣三黃丸下之下消者腎也煩燥引飲耳輪焦乾小便淋濁如膏之狀叔和云焦煩水易虧此腎消也治法六味地黃丸八味丸及用人參知栢車前干冬澤瀉五味熟地之類三消通用當歸潤燥湯生津甘露飲清心蓮子飲麥冬飲子四物湯加减用故猪肚丸大禁半夏及發汗師云嘗見消者飲水至数升須臾吐盡此何以故由寒熱不相入水火不相濟故也其人終不治而死

治三消方

人参石膏湯　即白虎加人参湯

治膈消上焦燥渇不欲飲食

人参半两　石膏一两二錢　甘草四錢　知母七錢

東垣加黄芩杏仁

右㕮咀每服一两水二盞粳米一撮煎至一盞去滓通口服無時

丹溪乳汁膏　治一切消渴

黄連四两　生地黄　生藕汁　天花粉各二两

将連末入三味中加牛乳二升生薑汁半升煉蜜

十兩攪勻重湯頓成膏每以一兩留舌上徐徐嚥化白湯調下日五七服

謹按黃連瀉心火生地汁生藕汁天花粉清熱生津止渴

忍冬丸　治消渴既愈之後須預防發癰疽之患用忍冬草不以多少根莖花葉皆可用置瓶罐內用無灰好酒浸以糠火煨一宿取出晒乾入甘草少許碾為細末以所浸酒打麵糊為丸如桐子大每服一百丸不拘時溫酒米飲任下

川黃連丸　治消渴

川黄連五两 天花粉 麥門冬 去心各二錢半

右為末生地黄汁并牛乳夾和擣丸梧子大服三十丸粳米湯送下

黄芪六一湯 治諸虚不足胸中煩悸常渴或先渴而欲發癰疽或病癰疽而作渴並宜服之

栝蔞湯 治消渴小便多

用栝蔞根薄切炙五两水五升煑取四升随意飲

四物湯 治三消之症

調胃承氣湯 治中消善食而溲

三黄丸 治中消善食小便黄赤

八味丸　治心腎不足消渴引飲

六味地黄丸　治下消者煩渴引飲小便如膏

赤白濁症

濁者胃中濕熱滲入膀胱清濁不分之義也大率皆是濕痰流注治宜燥濕降火兼升提之藥所謂清陽升則濁陰降是也赤者濕傷血分由心與小腸來白者熱傷氣分由肺與大腸來與婦人帶下赤白病同看皆原於濕熱内傷虛損所致丹溪曰有濕痰有氣虛有血虛痰用二陳加蒼白朮黃柏海粉氣虛補中益氣加茯苓山梔血虛四物加行濕藥亦有心熱腎虛而成濁者當清心補腎又便濁年久不愈少腹急痛不可忍者當作寒治東垣用煮當歸丸或附子理

中湯萆薢分清飲通用珍珠粉丸清心蓮子飲

治赤白濁方

珍珠粉丸　治白濁夢泄遺精及滑出而不收

真蛤粉一斤　黄柏一斤新瓦上炒赤

右為細末滴水丸梧子大每服一百丸空心温酒送下

謹按陽盛陰虚故精泄也黄栢降心火蛤粉鹹而補腎陰也

萆薢分清飲　治真元不足下焦虚寒小便白濁頻數無度凝白如油光彩不定漩脚澄下凝如膏糊

益智仁　川萆薢　石菖蒲　烏薬各等分

右剉每服五銭水煎入塩一捻食前服

謹按用菖蒲益心益助益智萆薢散寒佐烏薬攻冷氣

瑞連丸　治思慮傷心小便赤濁

白茯苓去皮　石蓮肉炒去心　龍骨生用

天門冬洗去心　麦門冬洗去心　栢子仁炒別研

當歸酒浸去芦　酸棗仁洗去殻　紫石英水浸七次

遠志甘草湯煮去心　乳香　龍齒各一两

右為末煉蜜丸如梧子大硃砂為衣每服七十丸

十九

空心温酒塩湯任下

附子八味丸　治腎氣虚乏下元冷憊臍腹疼痛脚膝緩弱夜夢遺溺淋澁白濁

謹按赤白濁雖多属濕熱然亦有老人因虚寒而致之者此方乃治虚寒濕寒之剤也若濕熱而致之者宜六味地黄丸加黄栢知母之薬也

清心蓮子飲　治心虚有熱小便赤濁

二陳湯　治濕痰滲入膀胱以致白濁

導赤散　治心虚蘊熱小便赤澁遂成赤濁

夢遺精滑二症

因夢交而精出者謂之夢遺不因夢而精自泄者謂之精滑皆由於腎虛相火妄動久則有虛而無寒丹溪專主於濕熱是也然則數者不同有熱則流通者有中氣虛損而下漏者有思想無窮所願不遂者有用心過度心不攝腎以致精妄出者有房勞太過水枯火盛滑泄不禁者有脾胃虛弱致開闔失常者有遠行勞倦內傷氣血虛而不能固守者有久無色慾精滿思色者有怒傷肝動相火者有下焦虛寒精自出者治法熱則流通者用知母青黛蛤粉為丸氣虛

者擧之補中益氣加補腎降火藥思想用心二症宜分治之早進補腎澁精丸既服天王補心丹安神丸使心腎交而水火既濟也房勞當滋陰補腎知栢熟地枸杞五味及人參固本丸補腎丸大造丸脾胃虛弱用參苓白朮散二仙丹遠行勞倦用補氣血藥爲君加蓮須芡寔山藥大怒傷肝用知栢歸芍制肝伐火虛寒用兎絲瑣陽巴戟山萸杜仲故紙栢子仁黃精鹿角膠少加知栢天冬爲向導久曠不須治人虛亦用補澁藥可也

治夢遺精滑方

丹溪九龍丹　治腎氣虧敗不能攝精致精滑泄法當滋補腎元為本固精止滑為標

枸杞四兩　芡實三兩　茯苓三兩　蓮肉一兩

熟地四兩　山查二兩　金櫻子二兩

蓮蕋二兩　川歸三兩

共為末蒸餅丸如梧子大每以鹽湯下五七十丸

謹按用枸杞芡寔蓮肉茯苓熟地補腎益精山查肉金櫻子蓮蕋固精止滑川歸調理氣血各歸其所

水陸二仙丹　此主精濁之方也

金櫻膏一斤 芡實粉一斤熟

共為丸豆大空心服七十丸

謹按金櫻膏濇潤而味澁故能滋少陰而固其滑泄芡實粉枯澁而味甘故能固精濁而防其滑泄金櫻生于陸芡寔生于水故曰水陸二仙

定志真蛤粉丸 治心氣虧敗相火妄乘致精走泄法當補益心氣滋陰降火

人參三兩 白茯苓三兩 遠志一兩 黄栢四兩

石菖蒲二兩 青黛一兩 蛤粉一兩 樗根二兩

共為末蒸餅為丸梧子大 以青代為衣毎空心鹽

薑湯下五七十丸

謹按用參苓遠志菖蒲等補益心氣黃栢青黛滋陰降火海粉樗根皮固澁精元

妙香散　治遺精恍惚驚悸乃心氣虧敗所致法當補益心氣為主

白茯苓一兩　茯神一兩　辰砂五錢　遠志七錢

人參一兩　麝香三錢　黃芪一兩　山藥一兩

木香二兩　甘草五錢　桔梗五錢

右為細末每服二錢溫酒調服不拘時

謹按用茯苓茯神遠志辰砂補心安神定恍惚人參

黄芪山藥益二正氣一、木香行二鬱一、射香通レ竅、甘草泄レ火、

桔梗載二諸藥一不レ令二下沈一。

六味地黄丸　治二陰虚精滑夢遺一

淋秘症

經曰飲入於胃遊溢精氣上輸於脾脾氣散精上歸於肺通調水道下輸膀胱是膀胱雖屬水全藉肺金為生化之源故経又曰水出高源蓋以肺金為水之母肺金清肅則通調水道而滲營於下經謂氣化則能出者是謂平人令也若腎水虧竭臟病傳腑膀胱熱結清陽不能上升則濁陰不下降而淋秘之患作矣淋者小便淋澁而痛秘者小便急滿不通丹溪謂淋症雖有氣砂血膏勞五者之殊皆屬於濕熱統宜解熱利小便不可發汗汗之必便血東垣分在氣在

血治之　以渇與不渇辨之渇而小便不利者熱在上
焦氣分肺金主之宜用茯苓澤瀉燈心通草瞿麥
冬山梔黄芩以清肺氣不渇而小便不利者熱在下
焦血分腎與膀胱主之宜知栢熟地滋陰丸以補腎
水師六淋秘大要有三有血虚者血因火爍下焦無
血道路枯澁氣降遲緩致滲泄之令失常宜補血降
火四物加知栢牛膝甘草梢有氣虚者膻中之氣不
下氣海之氣不化以致溲便不通治宜四物加参芪
呑滋腎丸有痰者痰熱隔滯中焦阻塞升降氣不運
行以致淋澁不通治宜二陳湯探吐古人治淋秘丸子

用吐法以提其氣猶伯仁用朱雀湯多加枳實是皆
下病上取之義也通用五苓散
五淋散清肺飲子小薊湯血淋方八正散滋腎丸
淋秘脉實大者生細濇者死

五淋見症

氣淋爲病小便澁滞常有餘瀝不盡
砂淋爲病陰莖中有砂石而痛溺不得卒出砂出痛
止
血淋爲病遇熱則發甚則溺血候其鼻準色黄者知
其小便難也

膏淋為病溺濁如膏
勞淋為病遇勞即發痛引氣衝大凡小腸有氣則小便脹小腸有血則小便澁小腸有熱則小便痛痛者為血淋不痛者為尿血敗精結者為砂精結散者為膏金石結者為石小便澁恒有餘瀝不盡者為氣虛揣本揆原各從其類也調劑之法并通用行滯氣疏利小便清解邪熱其于調平心火又三者之綱領心清則小便自利心平則血不妄行最不可用補藥氣得補而愈脹血得補而愈澁熱得補而愈盛小便淋澁亦有挾寒者良由腎氣虛弱囊中受寒見症先寒

戰而後溲便蓋冷氣與正氣交爭冷氣盛則寒戰而成淋正氣盛則寒戰解而便溺又有胞系轉戾之不通者見症臍下急痛小便不通由於強忍小便行房使水氣上逆氣迫於胞故出戾而不得舒張也胞落則死又有妊娠多患小便不通以胞被壓下故也血淋一症須辨血色色鮮者心與小腸實熱色瘀者腎與膀胱虛冷

愚按醫方考吳師敘曰溲溺不通匪細故也朞朝不通便令人嘔名曰關格又曰不通而死矣一見嘔證便不可救經曰出入廢則神機化滅升降息則氣立

淋危此之謂也

治淋秘方

八正散　治大人小児心經蘊熱臟腑閉結小便赤澁癃閉不通熱淋血淋膏淋沙淋石淋等症並皆治之

車前子八錢　瞿麥七錢　萹蓄七錢　滑石八錢

甘草一两　山梔二两　大黄二两　木通七錢

右㕮咀每服三錢水二鍾入燈心十莖煎至八分食前温服

謹按用大黄通大便瀉腸胃中之積熱瞿麥木通

滑石萹蓄車前山梔利小便瀉膀胱之鬱熱甘草瀉三焦之火熱

清心蓮子飲　治上盛下虚心火炎上口苦咽乾煩渇微熱小便赤澁或欲成淋並皆治之

黄芪蜜炙　石蓮肉去心　赤茯苓　人參各七錢半

車前子　麦門冬去心　甘草炙　地骨皮

黄芩各半両

右㕮咀毎服五錢水一鍾煎六分温服熱加柴胡薄荷

謹按地骨皮黄芩麥冬清熱救肺石蓮肉清心醒

肺參芪補元氣茯苓車前甘草瀉火利小便

車前子散

治諸淋小便痛不可忍

車前子生半兩　淡竹葉　赤茯苓　燈草各二錢

荆芥穗能通竅二錢

右作二服水煎

導赤散　治心虚蘊小便赤澁或成淋痛

生地黄　甘草　木通

右㕮咀每服三錢水一鍾竹葉十片煎六分温服

一方　治諸淋

四苓散二錢益元散一錢燈草三十莖山梔子十錢

右水煎空心服　或益元散加車前末一錢　或
益元散加阿膠末一錢

倒換散　治內熱小便不通者

大黃一兩　荊芥二兩

每服末二錢溫水調下臨時加鹹服

叢按內熱而小便不通者蓋其少火而氣不化也
內經曰膀胱者州都之官津液藏焉氣化則能出
矣然化氣之道莫妙於升降天地以升降而化萬
物奈何而昧於人乎故用荊芥之輕清者以升其
陽用大黃之重濁者以降其陰清陽既出上竅則

濁陰自歸下竅而小便隨泄矣方名倒換者小便不通倍用荊芥大便不通倍用大黄顛倒而用故曰倒換

五苓散　治伏暑小便赤澁如淋

六味地黄丸　治血虚腎虚消渇淋濁

大便秘結

内經曰北方黒色入通於腎開竅於二陰藏精於腎又曰腎者腸胃之關以司開闔者也夫腎主五液故腎實則津液足而大便滋潤腎虚則津液竭而大便燥結原其所由皆因飲食失節以損胃房勞過度以損腎及食辛甘厚熱之物而助火邪伏於血中耗散真陰津液枯少此秘結之症所由起也然其症不一非特腎也有血虚有火熱有濕有風秘有脾約有挟寒有津液不足脾約者胃強脾弱約束津液不得四布但輸膀胱故小便數而大便難東垣製脾約丸以

下。脾之燥熱。丹溪謂西北人以開結為先可用東南人多由血少。宜以滋陰養血生津潤燥為主大法血虛脾約用潤腸丸潤燥湯通幽湯四物湯加黃芩麥冬五味以治之。火熱者前項藥加條芩川連枳殼審是實火暴結用芒硝厚朴備急丸下之濕秘數日不通。及更衣則又溏因濕在腸胃之中熱在腸胃之外也亦宜四物加蒼白朮芩連以清之風秘用子和搜風順氣丸加減。又老人多燥結亦由血氣虛澁故也治宜養血潤燥有挾寒者以虛人臟寒而血脈枯方人臟寒而氣道澁也治用半硫丸元戎四物湯丸

秘結切忌不分虛實倒用硝黄牽牛巴豆利藥下多則陽愈下愈秘不可不愼

治大便秘結方

脾約丸　治脾氣壅滞腸胃乾燥以致大便秘結傳導艱難

枳實一兩　厚朴一兩　杏仁一兩　麻仁二兩

白芍一兩　大黄一兩

共末煉蜜為丸如梧子大每空心下五七十丸

謹按用枳實厚朴等以破壅滞之氣杏仁麻仁等以潤燥白芍大黄以通秘結

活血潤燥丸　治風秘血燥大便澁結法當踈風養血潤燥

防風七錢　羌活　皂角　桃仁各五錢

麻仁一两　川歸三两　大黄一两

共末煉蜜丸如梧子大每空心白湯下五七十丸

仍常用麻仁煮粥食之　煎丸藥須用磁礶盛之

勿令泄氣

潤麻丸　能潤血燥大便不通

麻子仁　當歸　桃仁　生芐

枳殼各一两

右爲末煉蜜丸如梧子大每服五十丸空心白湯下

又方 治大腸虚秘而熱

白芍藥一兩半 陳皮 生苄 歸身一兩

條芩 甘草二錢

右爲末粥丸白湯下七八十丸空心服

滋腸五仁丸 治津液枯竭大腸秘澁傳導艱難

栢子仁半兩 桃仁 杏仁一兩炒去皮尖各一

陳皮四兩另爲末 松子仁一錢二分 郁李仁炒二錢

右將五仁別研爲膏入陳皮末研勻煉蜜丸如梧

子大每服五十丸空心米飲下

潤燥湯　治大腸燥結便出堅黒者

升麻　生芐錢　二　歸稍　生甘草

大黄煨　熟芐　桃仁泥　麻仁各三錢

紅花五分

右除桃仁麻仁另研作一服水煎次下桃仁麻仁

煎空心熱服

導滞通幽湯　治大便難幽門不通上衝吸門不開

噎塞不便燥秘結不得下治在幽門以辛潤之

當歸身　升麻　桃仁泥各一錢

生苄　熟苄　甘草炙　紅花各三錢

右作一服水煎食前調檳榔末五錢或加麻仁泥一錢加大黄名當歸潤燥湯

三承氣湯　治風寒傳裏熱厥極深大便燥結宜此下之

四物湯　治陰血虛竭大腸秘結

八物湯　治氣血俱虛以致大便秘結

六味地黄丸　治腎水一虧五液皆涸上見口渴下見燥結

黄疸症

黄疸之病何自而起也經曰濕熱相交民當病疸疸者黄也夫脾為胃行其津液者也津液行則小便利何黄之有惟濕生乎熱熱滋乎濕濕熱相生遂成滯滿由是胃氣潜衰脾氣孱弱不能為胃行其津液致上焦不行故身不得汗下脘不通故復無小便薰蒸日久熱氣成黄熱勝濕者其黄鮮明濕勝熱者其色淡黯然亦有五者之不同有酒疸穀疸黄汗女勞疸黄疸丹溪曰疸不必分五同是濕熱與盦曲相似愚謂五者之中惟女勞疸當另立治法非流通濕熱一

法之可盡也蓋治濕之法不過茵陳五苓散茵陳蒿湯大黃黃栢梔子芒硝等湯濕熱行則黃自退矣惟女勞疸亟是腎虛而成大不足之証不可作行濕熱有餘治之故東垣有腎疸湯雖有人參白朮黃栢苛藥在其中而多用風藥以提中氣散濕熱是初起強健之人則可若腎精久虛元氣倦極者亦非確論必也四物知栢以壯水之主人參白朮以培氣之原隨証以加行濕熱之劑則標本同治庶或可收全功矣學者甚可縱巨胆而溷同一治乎抑有説焉傷寒發汗不轍通利不及頭汗出身無汗劑頸而還小便

不利渴飲水漿此為瘀熱之在裏而發黄者也其色
必鮮黄連茵陳五苓主之傷寒發汗身自為黄小便
利此為寒濕之在裏而發黄者也其色必暗小建中
主之又或身黄脉沉結小腹硬而小便自利其人如
狂又為畜血之在下焦而發狂者抵當湯主之外有
黄腫一症毎因濕熱中遊則清氣不行氣既不行則
遊於肉裡浮腫隨見當於茵陳五苓内加木香黄連
香附蔔子枳實厚朴大行氣之藥則熱除而腫消矣
雖然發黄之證可治者固多而不救者亦非少也寸
口近掌無脉口渴鼻出冷氣此肺之絶也形體如煙

黒直視搖頭此心之絶也環口黎黒柔汗發黄此脾之絶也雖有神功將何為哉

五疸見症

黄疸者通身面目悉黄者也

酒疸者心中熱足下熱懊憹不能食時時欲吐其人素必嗜酒

穀疸者消穀易饑食又難飽飽則發熱頭眩

黄汗者常自汗黄色上或身盡黄下身不黄

女勞疸者素傷於色發黄額上黒手足心熱日暮則發膀胱急大便溏黒小便自利腹如水状此為難治

黃疸皆由脾胃二經所致當究其因分利為先解毒次之諸疸口淡怔忡耳鳴足軟微寒發熱小便白濁此為虛症治宜四君子湯呑八味丸不可過用涼劑雖通小便恐腎水枯竭久而面黑色黃及有渴者不治不渴者猶可治也

治黃疸方

茵陳五苓散　治濕熱黃疸法當清理濕熱為主

白朮五錢　茯苓二錢　猪苓二錢　澤瀉二錢

茵陳五錢　桂心八分　當歸二錢

加姜三片棗二枚水二鍾煎一鍾半溫服

謹按用白朮補中健脾以燥濕猪苓茯苓澤瀉利小水以滲濕茵陳清濕熱以退黃桂心通血脈以和榮衛用當歸分理氣血各歸其所

茯苓滲濕湯　治濕熱壅成黃疸小便不利不思飲食法當健脾疎鬱清熱疎濕

白朮五錢　蒼朮三錢　青皮七分　橘紅一錢

枳實八分　黃芩七分　黃連一錢　梔子五分

赤茯一錢　猪苓二錢　澤瀉二錢　茵陳三錢

水三升煎升半溫服

謹按用白朮蒼朮健脾燥濕青皮橘紅枳實等疎

欝滞苓連山梔等清熱赤茯猪苓澤瀉利小便以
滲濕茵陳散濕熱以退黄

丹溪治黄疸方　疸證不必分五同是濕熱

黄芩炒　黄連炒　梔子炒黒　茵陳　猪苓
澤瀉　蒼朮製　青皮　草龍胆各五分

穀疸加三稜莪朮縮砂陳皮神麹

水二鍾煎八分温服

茵陳蒿湯　治身熱鼻乾汗出陽氣上奔小便赤澁
不利温熱發黄

茵陳蒿一两　大梔子三枚　大黄三錢半

右細切作一服水三盞煎至一盞半温服

茵陳大黄湯　治傷寒大熱發黄面目俱黄小便赤澁

茵陳蒿　梔子　柴胡　黄栢

黄芩　升麻　大黄各七分　草龍胆二分半

右細切作一服水一盞半煎至一盞温服

胃苓湯　治脾胃不和黄腫如小便赤澁加滑石

痔漏

經曰因而飽食筋脉横解腸澼爲痔又曰脾胃者倉廩之官五味出焉大腸者傳導之官變化出焉若夫飽食太甚則脾氣倦甚不能運化精微朝傷暮損清濁混淆故食積下流於大腸之間而爲病也蓋脾胃一虚肺氣亦乏大腸之氣亦從而虚故肝木得以乘虚下流而爲腸風病皆金失所養木寡於畏之所致也其見症名狀種種不同曰牛奶曰鼠奶曰鷄心曰雞冠曰蓮心曰翻花曰蜂窠曰穿腸曰外痔曰内痔名狀雖有不同皆因風熱燥歸於大腸而致當以治

血為主大法用芩梔涼大腸人參黃連生地槐角涼血生血當歸和血川芎升麻枳殼寬腸風邪在下以秦艽防風升麻之類提之燥熱拂鬱以大黃麻仁枳殼之類潤之更宜慎口節慾凡諸痔久不愈者必至穿腸而為漏此因痔而成漏也治漏先須用補藥以補氣血為主

治痔漏方

四物湯加黃芩黃栢槐花方　治內熱痔漏下血者

當歸酒洗　芍藥酒炒　川芎　生地酒洗

黃芩酒炒　黃栢酒炒　槐花炒

等分水二鍾加生姜三片煎八分食遠服

謹按用生地槐花芩栀清其熱也用帰芍川芎調其血也

四君子湯　治年高氣弱痔血不止者或誤服攻痔之藥致血大下不止而虚脱者

人参　白术　茯苓　甘草

等分水二鍾煎服

謹按参苓白术甘草皆甘温益氣之藥也有形之陰血不能急生必頼無形之気以固之

四物湯　治氣虚不能拘攝湿熱以致下流大腸而

作熱症法當補氣調血為主清理退熱為標

人参一錢　黄芪八分　川歸一錢　川芎六分

生地一錢　黄芩二錢　黄連二錢　槐花三錢

枳殼一錢　升麻七分

水二鍾煎一鍾服

謹按用人参黄芪補氣當歸川芎生地調血芩連槐花以清濕熱佐枳殼疎鬱升麻提氣

薰方

伍倍子　朴硝　桑寄生　蓮房　加荊芥

煎湯先薰後洗又冬瓜藤亦好

又方　翻花痔

用荆芥防風朴硝煎湯洗之次用木鱉子鬱金研末入龍腦些少水調傅之或用熊胆片腦和貼之尤妙

十全大補湯　治痔漏去血過多或服寒凉太過以致氣血兩虚者

槐角丸　治痔漏通用及腸風下血

調經

内經曰女人七歳腎氣盛齒更髪長二七而天癸至任脉通太衝脉盛月事以時下然月事何以獨見於婦人蓋男子屬陽氣多血少女子屬陰血多氣少故男子之血生於心納於肝以次入腎而變精女子之血亦生於心由心經絶絡下注肝腎其有餘者注胞絡而為月事王氷所謂陰盛海滿而去血者是也月事有調有不調者何也蓋衝為血海任主胞胎手太陽小腸之経手少陰心之経也此二経相為表裏主上為乳汁下為月水是月水迺經絡之餘若平人癸

熱調和氣血不傷則衝任二脉氣盛太陽少陰所生之血宣流依時而下三旬一見有似月盈則虧之義故曰月事若勞傷血氣寒濕乘通經脉則虛虛則邪氣乘之邪客於血或寒或熱寒則血虛溢則血消此月事因之而不調即經所謂月事不來胞脉閉者是也推其不調之證有經閉不月者有經絕不行者有終身不月者有先期後期作行作止血鮮血淡疼痛帶濁之不同治當推類求之經閉不通者因瘀血內積時常作痛經閉不通此症易治不過一驅逐之功耳經絕不行者有因心事不遂致心血虧欠故乏血

以歸肝而出納之令枯竭有相火妄動煎熬真陰黄蒸血海名曰血枯此症劳病多主之有二陽之病發心脾男子不得隱曲婦人不月者二陽者胃與大腸也胃主納食大腸主運化經曰食氣入胃濁氣歸心淫精於脉飲入於胃遊溢精氣上輸於脾今陽胃既病則不運不化心脾何所資乎心脾無資則男不生精女不生血故在男子有不得隱曲在女子則月事不行此即經絶之候又脾與胃為表裏久則傳入於肺為血消風消者消爍羸瘦以脾主肌肉故也肺與大腸為表裏久則延入於肺為喘息奔急以肺主氣

肺疑脾字誤

黄当作黄

故也兼入心則三臓二腑俱病故曰死不治女人絡
身不月者必便血蓋胃上口名賁門與心相連血錯
経妄行不入肝而入胃脘下出幽門連小腸關門以
次傳入大腸此秘驗也経水先期多屬血熱四物湯
用生地加丹皮芩連香附血色鮮紅更主熱盛所謂
熱則流通上項藥倍生地丹皮芩連白芍過期瘦人
多是血少四物倍熟地當歸參朮炙甘草紅花少許
過期血淡者屬血虚挾痰二陳加芎歸白芍香附阿
膠血紫者氣之熱血黒者熱之甚血成塊者氣之滯
多作腹痛紫黒四物用生地加香附芩連丹皮玄胡

蒲黄血塊用歸尾芎芍五靈脂三稜莪朮香附桃仁
紅花腹痛甚者加乳香没藥劫止經行未盡而亦止
有三義有暴怒欝結致氣滯不行宜芎歸香附玄胡
紅花白芍丹皮烏藥木香之類以行之有形寒飲冷
以致經血凝澁宜前項藥中加砂仁炒乾姜消息之
有傷寒經水適來適斷熱入血室往来寒熱似瘧非
瘧或晝則明了夜則譫語如見鬼狀俱用小柴胡湯
行作痛屬氣血實一云氣之滯俱用生地川芎歸尾
炒連香附桃仁紅花玄胡丹皮莪朮白芷行後綿綿
作痛屬氣血虛亦用四物湯倍歸身阿膠熟地加參

朮紅花灸甘草以補之亦有血行氣滯致行未盡者宜上項藥選用仍加木香檳榔玄胡香附烏藥莪朮以行之經行帶下赤白者屬濕熱宜用四物合二陳二妙散

凡治女病首重調經調經大旨不外於此善學者臨症察脉而詳究之思過半矣

治調經方

過期飲　經水過期不行乃血虛氣滯之故法當補血行氣

川芎八分　熟地　白芍　當歸各一錢

紅花七分　莪朮五分　香附七分　桃仁六分
木通五分　甘草　肉桂各四分
水二鍾煎一鍾服
謹按當歸川芎熟地白芍以補血桃仁紅花行宿血生新血莪朮攻積血香附肉桂導滯氣和榮衛通血脉加木通利竅以通經水甘草以補中和藥

先期湯　治經水先期而来乃血熱之故法當清熱涼血為本
生地二錢　條芩　黄連各八分　黄栢
知母各一錢　川歸二錢　川芎八分　炙草七分

阿膠八分炒　艾葉　香附各七分　白芍二錢

水二鍾煎一鍾食前溫服

謹按用生地涼血芩連清熱知母黄栢滋陰降火歸芎白芍養血阿膠艾葉止崩漏香附理血中之氣甘草和藥

加減四物湯　治衝任虧損月水不調臍腹疼痛

當歸　川芎　芍藥　熟苄各等分

右以水煎服

凡婦人經候不調之症乃屬血病及一切襍症並以此湯為主詳症加減

加味四物湯　治衝任虛損月水不行肌膚發熱如瘵狀

當歸　地黃　芍藥　川芎各一兩

柴胡半兩　黃芩二錢半

右㕮咀每服四錢水一盞煎七分空心溫服

柴胡四物湯　治婦人日久虛勞微有寒熱脉沉而數

川芎　熟地黃　當歸　芍藥各一兩

柴胡八錢　人參　黃芩　甘草

半夏麴各三錢

右每服一两水一盞半生薑三片煎八分温服

四製醋附丸　治婦人女子經候不調

香附子去毛一斤作四分

一分好酒浸七日　一分童便浸七日

一分塩水浸七日　一分米醋浸七日各焙

右為末醋糊丸如梧子大每服七十丸空心食前塩酒送下肥人依方服瘦人加澤蘭赤茯苓各二两

一方　治一切瘀血為痛

香附四两醋煑　瓦壟子煅二两醋煑一晝夜　桃仁二两　牡丹皮

大黄蒸熟　當歸各一两　川芎　紅花各半两

右爲末蒸餅丸如梧子大空心温酒下三五十丸

小柴胡湯　治婦人傷風七八日續得寒熱發作有時經水適斷此爲熱入血室其血必結故如瘧狀

柴胡八錢　半夏二匁　人参　甘草

黃芩　生地黃各三匁　麦門冬二匁

右㕮咀每服八錢水一鍾半姜五片棗二枚煎八分温服

八物湯　治經水過後作痛乃氣血俱虛

導痰湯　治肥盛婦人軀脂閉塞經水二三月一行者

逍遙散　治血氣不充以致月經不調臍腹脹滿痰嗽潮熱

崩漏

婦人崩中由臟腑損傷衝任二脈氣血兩虛而然經曰衝脈者經脈之海任脈任於前王氷曰任脈通衝脉盛月事以時下是也故二脉平和外循經絡内榮臟腑何崩漏之有若勞動過極七情六慾内傷臟腑則衝任之脉虛不得約束經血故忽然暴下若山崩然故曰崩中其症有虛有熱虛則滲下熱則流通又有虛熱相兼者急則治其標用白芷煎湯調百草霜或棕櫚灰五靈脂半生半炒俱酒調下二三錢緩則治其本氣虛者補中益氣加熟地蒲黃香附若飲食

少者宜参苓白术散健脾有驗血虚四物加阿膠蒲
黄参术有熱者遥用炒芩連黄栢炒黒山梔生地地
楡脱血過甚者用地楡棕櫚灰蒲黄乾姜山梔香附
五靈脂兼涼薬止薬味必炒黒者以黒勝紅故也東
垣治崩中悉主於寒亦不可云無須審脉候沉遅微
細方可選用乾姜茴香良姜桂附之類或久病得此
更宜所謂久病非熱是也東垣論崩漏不止有三症
一症因脾胃虚損下陥於腎與相火合濕熱下迫経
漏不止一症因先富後貧心事不足則鬱悶損脾飲
食少進血液不生経自漏矣一症因悲哀太甚先損

於肺而心胞絡之脉無所勞亦絕於内故火動而數

溲血也詳見蘭室秘藏

治崩漏方

東垣立効散　治婦人室女經血過多不止法當補

血止崩漏

川歸頭一两　紅花九錢　蓮蓬一两　茅花二錢

俱剉過用紙包裹泥固火煅存性為末每以温酒

調五錢内加血竭末三分服

謹按用當歸紅花養血蓮蓬茅花止血崩

膠艾湯　治勞傷血氣衝任虛損　水過多淋瀝不

斷及妊娠調攝失宜胎氣不安或因損動漏血傷胎並皆服之

阿膠炒　芎藭　甘草炙各一兩　艾葉炒一兩

熟乾地黃　白芍各四兩　當歸去芦酒浸一兩

右㕮咀每服三錢水一盞酒半鍾煎八分空心熱服

解毒四物湯　治婦人經脉不住或如豆汁五色相雜面色痿黃臍腹刺痛寒熱往來崩漏不止並宜服之

黃連　黃柏　黃芩　山梔子

當歸　川芎　白芍　熟地各一錢

用水二鍾煎一鍾去滓食前溫服

奇効四物湯　治血崩

四物湯　艾葉　阿膠炒　黃芩

右等分水二鍾生姜三片煎一鍾去滓空心食遠

溫服

十灰丸　治崩中下血不止

黃絹灰　馬尾灰　藕節灰　艾葉灰

蒲黃灰　蓮蓬灰　油髮灰　棕櫚灰

赤松皮灰　綿灰各等分

右為末用醋煑糯米糊丸如梧子大每服一百丸米飲下

芩心丸　治婦人四十九歲已後天癸當住每月却行或過多不止

黄芩　新枝條者二兩重以米醋浸七日炙乾又浸又炙如此七次

右為末醋糊丸如梧子大每服七十丸空心温酒下日三次

一方

用棕櫚燒存性為末湯泡酒冷淡調下三錢空心服

八珍湯　治婦人臟腑傷損氣血兩虛經水暴崩不止

補中益氣湯　治勞動過極衝任二脈氣血兩虛不得約束經血忽然暴崩

參苓白朮散　治崩漏不止脾胃虛弱飲食減少面色痿黃

帯下　與男子赤白濁同看

帶下者由濕痰流注於帶脉而下濁液故曰帶下赤屬血分自小腸来濕熱俱多治宜芩連梔子二妙散丹皮歸芍生地白屬氣分自大腸来濕痰俱多治宜二陳加南星川芎香附意苡瓦龍子海石蛤粉蒼白朮滑石又肥人多痰瘦人多熱用藥亦與上彷彿丹溪曰同是胃中濕熱積痰流下滲入胞胎宜斷厚味煎炒爲主有氣虚脱者補中益氣調中益氣温補兼升擧之法血虚者四物二妙加阿膠貝母香附東垣治帶下專主於寒用乾姜良姜木香附子玄胡肉桂

烏藥之類。愚謂屬濕熱與痰者多、屬寒者少。在臨症而精察之、不可執一。

治帶下方

嚴氏當歸煎丸　治下元虛敗、赤白帶下、腹痛不思飲食。帶下既久、精血俱傷、法當調補精血為主。

川歸四両　白芍三両　赤芍両半　熟地一両

阿膠二両　續斷　地楡各両半　牡蠣一両

共為末、醋糊丸、如梧子大。空心米湯下五七十丸。

鏞按、用芎歸白芍熟地阿膠續斷等補血益精、地楡清下焦濕熱、牡蠣固滑脫。

又方　治腎元虧敗濕痰乘虛下流而爲帶下法當
補腎清熱燥濕豁痰

黃栢一錢　橘紅八分　半夏一錢　茯苓一錢
蒼朮二錢　川芎八分　牛膝一錢　甘草五分
南星一錢五分

水二鍾　姜三片　煎一鍾　食前服

謹按用黃栢滋陰補腎橘紅半夏南星等豁痰茯
苓蒼朮等理濕川芎牛膝等行瘀積之血甘草緩
中和藥

一方　一婦人白帶兼風痛

半夏　茯苓　川芎　陳皮　甘草

蒼朮　黄栢酒炒　南星　牛膝酒洗　等分

吹咀水煎空心服

補宮丸

治婦人諸虚不足久不姙娠骨熱形羸崩中帯下並宜服之

鹿角霜　白茯苓　香白芷　白朮

烏賊魚骨　白薇　白芍藥

牡蠣煅　山藥各等分

右為末麪糊丸如梧子大毎服五十丸空心米飲送下

二陳湯　治胃中痰積濕痰滲入膀胱以致帶下

四君子湯　治氣虛白帶

四物湯　治下元虛敗陰血虧耗以致帶下

八珍湯　治氣血兩虛而成赤白二帶

補中益氣湯　治七情内傷使下元虧虛以致濕熱

痰積乘虛下流而成帶下

胎前諸症

胎前有三禁不可汗發汗者如傷寒下早之症不可下若下者則脉数已動於脾不可利小便若利小便則内亡津液胃中枯燥宜清熱養血為主故白朮條芩爲安胎之聖藥也茺蔚子活血行氣有補陰之妙名曰益母以其行中有補也胎前無滯産後無虚均宜服之堕胎乃血氣虚損不能榮養胎元而然亦有内多邪熱致血氣沸騰胎不寧静久當自落者又胎氣係於脾上虚則蒂無所附故落者治宜以白朮條芩爲丸一以健脾一以清熱氣血和平胎亦寧静

古方用續斷杜仲為丸益取大補腎氣使腎氣充足托住胎元永不墮矣老師二方間服妙不可言至九月十月改服益母丸等藥胎漏有虛有熱四物加阿膠白朮條芩麥冬陳皮人參續斷益母草腹痛用白芍條芩砂仁腰痛宜杜仲續斷砂仁艾葉非月數多者不可多用

胎前諸症

子腫者謂懷孕或手足或遍身浮腫是也安胎養血為主加茯苓皮生姜皮桑白皮之類輕者不須治産後腫自消

子煩者謂懐孕心煩熱悶煩燥不安是也治宜麥冬知母山梔條芩仍兼四物

子淋者懐孕小便澁少淋瀝用片芩車前木通燈草赤茯苓丸利小便亦宜斟酌不可太過

子癇者妊娠中風頭項強直筋脉攣急言語蹇澁痰涎壅盛或時發搐不省人事治宜羚羊角散

子懸者妊婦胎氣不和湊上心腹脹滿疼痛治宜紫蘇飲加炒山梔黄栢香附

子瘖者妊婦忽然失音不能言語内經曰子瘖者廻胎氣使然當十月後非藥可療故不用服藥産後自

能言

子肅若妊婦忽然卒倒殭仆不知人事少頃即甦宜葛根湯若氣血兩虛八物加阿膠陳皮

惡阻者妊娠中惡心嘔噦由血阻痰亦阻故惡心飲食不進多從痰治二陳湯小半夏茯苓湯加條芩藿香蒼朮白朮月數多者去半夏用貝母

治胎前諸證方

固胎飲　治妊婦氣血不充以致胎元不安法當調理氣血為主

人參二錢　白朮二錢　甘草五分　橘紅七分

黄芩八分　砂仁六分　歸身半錢　熟地一錢

白芍　川芎各七分

水二鍾煎一鍾如血虚胎動加阿膠

謹按用人參白朮甘草橘紅調氣歸身熟地芎芍

養血黄芩清熱砂仁疎鬱

安胎飲　治胎氣不安腰腹作痛飲食無味此乃氣

血蓄聚成胎中氣不運以致鬱熱之氣觸動胎元

理宜調養氣血清理鬱熱

人參　白朮各二錢　甘草五分　歸身一錢

白芍八分　川芎七分　條芩一錢

水二鍾煎一鍾温服

謹按用人参白朮甘草調氣歸芎芍藥養血橘紅砂仁紫蘇行鬱條芩清熱

東胎散　第八個月可服

炒黄芩 夏一兩春秋七錢半冬五錢　白朮二兩不見火

陳皮三兩　茯苓七錢半不見火

右為末粥丸如桐子大每服五六十丸食遠温水送下

達生散　又名束胎散

大腹皮三錢　人參　陳皮各五分　白朮

芍藥各一錢　紫蘇葉半錢　甘草炙二錢　歸身尾一錢

右作一服入青葱五葉黃楊腦七個此即黃楊樹葉稍兒也或加枳殼砂仁以水煎食後服

金匱當歸散　妊娠宜常服之

當歸　川芎　白芍　黃芩各一兩

白朮半兩

右五味為末酒飲調服方寸匕日二次　或用酒糊為丸如梧桐子大每服五十丸茶湯任下空心食前服日三次

此方養血清熱之劑也瘦人血少有熱胎動不安

素習半産者皆宜服之以清其源而後無患也

謹按婦人有姙娠則碍脾運化遲而生濕濕而生熱古人用白朮黄芩為安胎之聖藥蓋白朮補脾燥濕黄芩清熱故也況姙娠頼血培養此方又加當歸川芎白芍以補血尤為備也服此劑之後尤為易産所生男女兼無胎毒則痘疹稀少無病易育而聡明智慧不假言矣此端本澄源之事也累試累驗

黄芩湯　治婦人孕胎不安

白朮　黄芩各等分

右為末每服二三錢水二鍾入當歸一根同煎至
一鍾溫服

謹按白朮條芩安胎之聖藥白朮益脾能培萬物之母黃芩瀉火能滋子戶之陰故曰安胎

又方 安胎

白朮上 黃芩上 神麯炒中

右為末粥丸服

催生神妙佛手散 治婦人妊娠五七月因事築磕着胎或子死腹中惡露下疼痛不已口噤欲絕用此藥探之若不損則痛止子母俱安若胎損立便

逐下

當歸六錢　川芎四錢

用水一鍾半煎令泣欲乾頭以一大盞止煎一沸去滓溫服口噤灌之如人行五里再服不過二三服便生

催生如聖散

黃葵花　不以多少焙乾

右為末熟湯調下三錢神效一或有漏血胎臟乾澁難產痛劇者併進三服良久腹中氣寬胎滑即時產下

如無花只以蜀葵子研爛小半合以酒

調猶妙

一方　治產難

用臘月兎頭一枚燒灰為末葱白湯調二錢立生

又或吞鷄子黃三個幷少苦酒服之立生

天麻丸　即益母丸　治胎前產後一切雜症

天麻　即益母草六月間連根採陰乾

右為末不拘多少煉蜜為丸如龍眼大每用溫酒或米湯化下一丸

膠艾湯　治妊娠或因倒仆胎動不安腰腹疼痛

熟地黃洗　艾葉炒　白芍藥　川芎

黄芪去蘆 阿膠蛤粉炒成珠 當歸去芦酒浸
甘草炙各一两
右㕮咀每服四錢水一鍾姜五片棗一枚同煎六分空心服

杜仲丸 治妊娠三两月胎動不安防其欲墮預宜服之
杜仲去皮剉姜汁炒去絲 川續斷酒浸各二两
右為末棗肉煑爛杵和為丸如桐子大每服三十丸米飲下

旋覆花湯 療妊娠六七月間胎不安常處亦各阻

病

旋覆花一两　厚朴　白术　枳殼　黄芩

茯苓各三两　半夏炒方無　生姜　芍藥各二两

右㕮咀每服一两水鐘半煎一鐘去渣温服食前

忌羊肉

半夏茯苓湯　治妊娠惡阻惡聞食氣胸隔痰逆嘔

吐

旋覆花　陳皮去白麸炒　桔梗　白芍藥

人參去芦　甘草炙　川芎各半两　半夏泡七次二錢半

赤茯苓　熟苄各七錢

右㕮咀每服四錢水一鍾姜四片煎七分空心熱
服

羚羊角散　治姙娠中風頭項強直筋脉攣急言語
蹇澀痰涎不利或時發搐不省人事名曰子癇

羚羊角鎊　五加皮　酸棗仁炒　獨活各五分
薏苡仁　防風　當歸　川芎
茯神　杏仁各四分　木香　甘草各二分

右㕮咀每用四錢水一鍾姜五片煎七分不拘時
服

四物湯加芩連姜夏方　治子癇

當歸　川芎　芍藥　熟地黄
黄芩　黄連　半夏　生姜
水二鍾煎八分温服
全生白朮散　治妊娠面目虚浮肢體腫如水氣名
曰子腫
白朮一两　生姜皮　大腹皮　陳皮
白茯苓皮各半两
右為末每服二錢米飲下不拘時服
五皮散　治胎水尋常脾虚腫滿
大腹皮　桑白皮　茯苓皮　生姜皮

陳皮等分

右㕮咀每服八錢水一鍾澳磨木香水一鍾同煎

至八分溫服

安榮散 治姙娠小便澀少遂成淋瀝名曰子淋

麥門冬去心 通草 滑石各三錢 當歸去芦酒浸

燈心 甘草各半兩 人参 細辛各一兩

右為末煎麥門冬湯調下

紫蘇飲 治胎氣不和湊上心腹脹滿疼痛謂之子

懸

大腹皮 川芎 白芍藥 陳皮去白

紫蘇葉　當歸去芦酒浸各一両　人参　甘草各半両

㕮咀每服四錢水一鍾生薑五片葱白七寸煎服

竹葉湯　治妊娠心驚胆怯終日煩悶謂之子煩

白茯苓四両　防風　麥門冬去心　黄芩各三両

右㕮咀每服四錢水一鍾竹葉五片煎服不拘時

參朮散　治妊娠轉胞

四物湯四錢加　人參八分　白朮八分

半夏姜製五分　陳皮八分　甘草三分

右㕮咀入生薑煎空心服

芎蘇散　治妊娠外感風寒渾身壯熱眼暈頭旋心

胸煩悶

紫蘇葉　川芎　白朮　白芍

麥門冬去心　陳皮去白　乾葛各二兩　甘草半兩

右㕮咀每服四錢水一鍾姜五片葱白二寸煎服

八物湯加阿膠陳皮治氣血兩虛忽然卒倒僵仆

不知人事名曰子暈

產後諸症

要畧曰新產婦有三病一曰病痓病痓者發熱惡寒或口眼歪斜等症此是氣血大虛使然參芪歸朮炙甘草陳皮肉桂炒黑乾姜熟地大劑溫補左手脉不足補血藥重右手脉不足補氣藥重切不可用小續命發表之劑作中風治二曰病鬱冒鬱冒者或浴身浴髮離褥太早致感冒風寒濕氣而然宜參朮歸芎為君加荆芥紫胡紫蘇防風羗活等藥選用切不可大發表致損元氣血冒者清魂散加歸身陳皮三曰大便難大便難者以氣血虛亡津液故腸胃燥澁也

雖五七日不離不妨治宜八物去芍藥倍歸尾地黄
使之漸潤流通切禁疏利藥惟血氣未大虛者方
可少服麻仁丸一法芝麻一撮搗碎入煎藥内服之
即流利産後惡寒發熱腹痛者當去惡血有惡血腹
必滿若腹不滿者非惡血也治血刺痛用當歸乃和
血之法若因積血而刺痛者宜桃仁紅花當歸頭之
類惡露不盡小腹作痛名兒枕痛用五靈脂香附紅
花炒蒲黄當歸白朮乾姜肉桂玄胡有驗或用醋炒
桃仁白芍甘草粟殻香附消酸以收之之義也新産
後七日内禁用白芍以其酸寒能收發生之氣也産後

補虛用參芪歸朮陳皮炙甘草川芎如發熱輕則加茯苓淡滲之其熱自除重則加乾姜夫大熱用乾姜何也蓋此熱非有餘之邪熱迺陰虛生內熱耳蓋乾姜能入肺分利肺氣又能入肝分引衆藥生血然必與補陰藥同用此造化之妙非知者不足以語此也

産後症候多端或作寒作熱似瘧非瘧或大熱頭疼体痛如傷寒狀或卒中口噤如痓如癇或左癱右瘓角弓反張或妄言見鬼心神恍惚或耳目口鼻忽覺黑氣如烟薰之狀或腹中痛綿綿不已以上諸症若非惡露未盡即是勞傷氣血大虛之症也丹溪曰凡

産前當清熱養血為主産後宜大補氣血為要雖有襍症以末治之此確論也雖然亦有婦人原体壯盛雖産後氣血猶未虛耗者亦不可純用温補重劑善治者胗脉察候合宜而行之斯得之矣

治産後諸症方

増減四物湯　治産後晩間發潮熱此乃血虛生熱也法當養血清熱

歸身二錢　川芎　生地各一錢　柴胡八分

水一鍾煎半鍾温服

謹按用當歸川芎生地生陰血柴胡以清潮熱

丹溪愈風湯　治産後口噤牙關緊手足瘈瘲角弓反張此乃亡血過多筋失所養表虛感寒所致治以養血散風

當歸　荊芥穗　兼止産後血暈各二両

右為末毎以大黒豆不拘多少炒焦用好酒沃之去豆用酒調服三五錢或童便調服亦可

謹按用當歸養血荊芥通利血脉以驅風

又方　治産後諸症理宜補養為主

人參三錢　白朮二錢　茯苓一錢　川芎八分

甘草五分　陳皮七分

水二鍾煎二一鍾溫服

謹按用參朮茯苓甘草補中益氣川芎歸芍養血活血陳皮調導滯氣

芎歸湯　治産後去血過多暈煩不省一切去血并宜服之

芎藭　當歸去芦酒洗焙各等分

右㕮咀每服四錢水一鍾煎七分去滓不拘時熱服

黒神丸　治婦人産後惡露不盡胞衣不下血氣攻心腹暈等症

黒豆炒半斤　熟地黄　當歸去蘆酒浸　肉桂去皮

乾姜炮　甘草炙　芍藥　蒲黄各四

濟生方去蒲黄加附子

右為末毎服二錢熱酒調下入童子小便猶佳

謹按敗血見熱則行見寒則凝理也此方姜桂俱用已是熱矣而濟生又加以附子不無熱之太過乎世俗好温悪寒之弊於此見之也

湧泉散　因氣乳汁少

瞿麥穗　麥門冬去心　王不留　緊龍骨

川山甲炮黄各等分

右為細末每服一錢熱酒調下先食猪蹄羹後服
藥以木梳左右乳上梳三十餘一日三服

猪蹄湯　治妳婦氣少力衰脉澁不行絶乳汁

猪蹄一隻　通草五兩

右将猪蹄净洗依食法事治次用水一斗同通草
浸煮得白五升取汁飲之

獨参湯　治産後血暈不省人事

人参二兩

水一升煎半升温服

當歸補血湯　治産後無乳

當歸二錢　黃芪一两　葱白十枚

水煎服

紅花酒　治胞衣不下

紅花一两炒　清酒五爵沃之温服

桃仁紅花蘇木玄胡索肉桂山查蒲黃考

產後有瘀血流於子戶作痛者宜四物湯加上件

醋炭薰鼻法

凡血暈不省人事者急治炭火以釅醋沃之使醋氣薰蒸入鼻則能收斂神氣自然精爽

四君子湯　治產後氣虛右手脉不足

四物湯　治産後血虚左手脉不足

八珍湯　治産後氣血兩虚

十全大補湯　治正産之後氣血虚耗及小産者

五臟之氣絶於内論

或謂五臟之氣絶於内者利不禁下甚者手足不仁何謂也師曰五臟者心肝脾肺腎皆陰也榮氣亦陰也平人五臟氣旺協和榮氣主維於其内故血液充陰精固大便潤小便長終病焉惟夫火邪熾熾而五臟爇枯五行相剋而七傳者死此五臟之氣絶也五臟既絶則榮氣無所管攝而陷下不禁在勞病則腸垢虚脫在悪利則洞泄異常血氣虚陷手足自尒不仁此症之極危者也陰氣已絶故也或又言曾見痢疾亟下百度晝夜無休完穀不化下體麻木溺之可

生丹亦臟氣絶而猶有可救者歟師曰此非臟氣絶也症雖相似而寔殊者也此人春夏受熱藏於臟腑後出腸胃火性暴烈奔迫後重河間所謂火性疾速不容停留胃中者是也其完穀不化非胃氣絶也仲景所謂邪熱不殺穀者是也下体雖麻木而猶未至於手足不仁不仁則幷麻木而不知也勢雖急而猶未至不禁不禁則上無脹悶中無痛楚下無奔廹但孔如竹筒浸無約束直流不休訶子粟殼咸無功矣雖有盧扁將安施乎

六腑之氣絶於外論

或謂要略曰六腑氣絶於外者手足寒上氣脚縮何謂也師曰六腑者胃大腸小腸膀胱胆三焦皆陽也衛氣亦陽也平人六腑之氣旺故合衛氣以流行於一身護皮毛温手足氣和平而足舒暢矣病爲若夫病久損深六腑之氣漸絶或暴病虚脱六腑之氣斷絶内陽既絶則衛氣無所禀受而與之倶絶手足之寒宜矣陽氣一亂則氣逆上而不行無陽養筋則脚攣縮而不暢此病之極危者也陽氣已絶故也或又言常見人有手足寒氣逆上脚拘攣治之得愈毋亦

腑氣絶而猶有可救者於師曰此非腑氣絶也症相似而寔不同者也按内經有言陽氣衰於下者為寒厥陰氣衰於下者為熱厥手足寒迺厥証也經有言不得卧而息有音者陽明之脉逆也起居如故而息有音者脉之絡脉逆也是上氣逆也又言濕熱不攘大筋短輭小筋弛長短輭為拘弛長為痿脚縮者濕熱病也兹　者皆非氣絶也迺暴病有餘之証也邪寒陰寒之所為也故觀兹症者當以脉辨之陽絶之脉必漫如滴水浮如蛛絲或散或微或絶豈若三病有之之脉神氣猶存者乎

以上二症病雖相似而虛實生死誠爲不同辨之不可不精也

新刊洪参陀醫術卷之六終

醫學入門衡要後序

醫學入門衡要者病証之
權衡治法之簡要誠醫門
之重寶也一本題曰龔廷
賢原輯亦曰洪正立編録

依序文則為洪氏作也思
龔氏之遺書而洪氏編録
者歟書肆長利欲刊行之
請訓點于余余以為如洪
之醫書盛於世則其利溥

哉庶幾令醫者明證治躋
生民于仁壽之域故加和
訓并校正以付于梓云爾
延寶五丁巳年八月既望

松下見林序

唐本屋吉左衛門

板行